国家级技工教育规划教材
全国技工院校医药类专业教材

药品储存与养护技术

张晓军　程　黎　主编

中国劳动社会保障出版社

图书在版编目（CIP）数据

药品储存与养护技术/张晓军，程黎主编．--北京：中国劳动社会保障出版社，2023
全国技工院校医药类专业教材
ISBN 978－7－5167－5849－6

Ⅰ．①药…　Ⅱ．①张…　②程…　Ⅲ．①药物贮藏－技工学校－教材　②药品管理－技工学校－教材　Ⅳ．①R954

中国国家版本馆 CIP 数据核字（2023）第 068353 号

中国劳动社会保障出版社出版发行
（北京市惠新东街 1 号　邮政编码：100029）
＊
北京市科星印刷有限责任公司印刷装订　　新华书店经销

787 毫米×1092 毫米　16 开本　11.75 印张　253 千字
2023 年 6 月第 1 版　　2024 年 1 月第 2 次印刷
定价：33.00 元

营销中心电话：400－606－6496
出版社网址：http://www.class.com.cn

《药品储存与养护技术》编审委员会

主　　编 张晓军　程　黎

副 主 编 宋新焕　史迎柳　陈伟良　宋　楠

编　　者 （以姓氏笔画为序）

帅玉环　（杭州第一技师学院）

史迎柳　（杭州第一技师学院）

吴旭萍　（杭州第一技师学院）

宋　楠　（河南医药健康技师学院）

宋新焕　（杭州第一技师学院）

张艺娴　（河南医药健康技师学院）

张晓军　（杭州第一技师学院）

陈伟良　（江西省医药技师学院）

陈　迪　（杭州轻工技师学院）

程　黎　（河南医药健康技师学院）

主　　审 厉　欢　（河南医药健康技师学院）

何　红　（江西省医药技师学院）

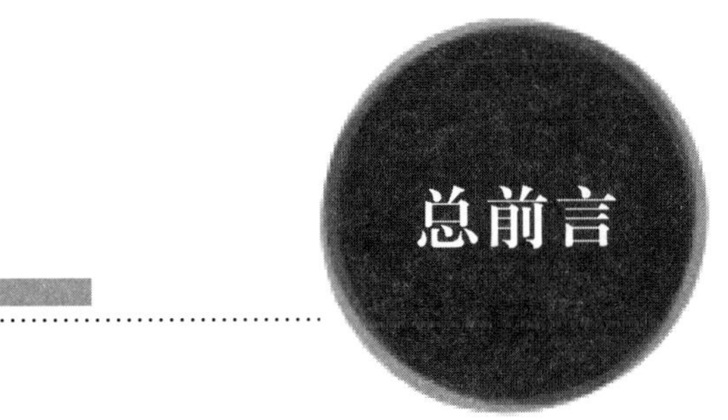

总前言

为了深入贯彻党的二十大精神和习近平总书记关于大力发展技工教育的重要指示精神，落实中共中央办公厅、国务院办公厅印发的《关于推动现代职业教育高质量发展的意见》，推进技工教育高质量发展，全面推进技工院校工学一体化人才培养模式改革，适应技工院校教学模式改革创新，同时为更好地适应技工院校医药类专业的教学要求，全面提升教学质量，我们组织有关学校的一线教师和行业、企业专家，在充分调研企业生产和学校教学情况、广泛听取教师意见的基础上，吸收和借鉴各地技工院校教学改革的成功经验，组织编写了本套全国技工院校医药类专业教材。

总体来看，本套教材具有以下特色：

第一，坚持知识性、准确性、适用性、先进性，体现专业特点。教材编写过程中，努力做到以市场需求为导向，根据医药行业发展现状和趋势，合理选择教材内容，做到“适用、管用、够用”。同时，在严格执行国家有关技术标准的基础上，尽可能多地在教材中介绍医药行业的新知识、新技术、新工艺和新设备，突出教材的先进性。

第二，突出职业教育特色，重视实践能力的培养。以职业能力为本位，根据医药专业毕业生所从事职业的实际需要，适当调整专业知识的深度和难度，合理确定学生应具备的知识结构和能力结构。同时，进一步加强实践性教学的内容，以满足企业对技能型人才的要求。

第三，创新教材编写模式，激发学生学习兴趣。按照教学规律和学生的认知规律，合理安排教材内容，并注重利用图表、实物照片辅助讲解知识点和技能点，为学生营造生动、直观的学习环境。部分教材采用工作手册式、新型活页式，全流程体现产教融合、校企合作，实现理论知识与企业岗位标准、技能要求的高度融合。部分教材在印刷工艺上采用了四色印刷，增强了教材的表现力。

本套教材配有习题册和多媒体电子课件等教学资源，方便教师上课使用，可以通过技工教育网（http://jg.class.com.cn）下载。另外，在部分教材中针对教学重点和难点制作了演示视频、音频等多媒体素材，学生可扫描二维码在线观看或收听相应内容。

本套教材的编写工作得到了河南、浙江、山东、江苏、江西、四川、广西、广东等省（自治区）人力资源社会保障厅及有关学校的大力支持，教材编审人员做了大量的工作，在此我们表示诚挚的谢意。同时，恳切希望广大读者对教材提出宝贵的意见和建议。

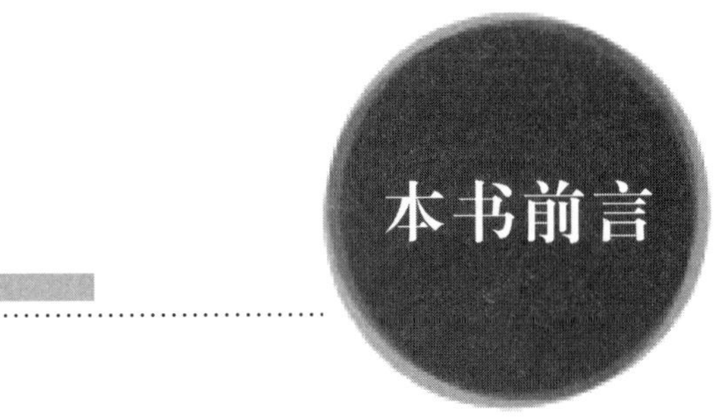

《药品储存与养护技术》是全国技工院校医药类专业通用教材，涵盖了初中起点和高中起点药物制剂、药品营销专业基础课程内容。本教材以药品储存与养护的工作过程为主线，依据《药品经营质量管理规范》（GSP）、《医药商品储运员国家职业技能标准》，按照企业实践工作岗位对应相关人员的知识、技能、素养的要求，以药品储存与养护的基础知识和操作技能为基础，引出常见剂型的质量变异现象和储存与养护要点，以及中药和特殊管理药品的储存与养护技术，从而达到让学生在具有必需的理论知识体系的基础上，掌握药品储存与养护具体工作任务的技能，对药品实施安全有效的保管、养护，为将来从业夯实基础。

本教材主要内容包括药品储存与养护基础知识、药品的收货验收、药品的仓储管理、药品的在库养护、药品的出库与运输、原料药与常见剂型的储存与养护、中药的储存与养护、特殊管理药品的储存与养护，共 8 章，14 个实训项目。

编者

2023 年 1 月

目　录

第一章　药品储存与养护基础知识 …… 1

§1－1　药品储存与养护认知 …… 1

§1－2　影响药品稳定性的因素 …… 7

§1－3　药品储存与养护的任务 …… 12

§1－4　医药仓储从业人员的工作职责、职业素养及资格要求 …… 13

实训项目1　医药物流企业的参观认知 …… 17

第二章　药品的收货验收 …… 18

§2－1　药品的收货 …… 18

§2－2　药品的验收 …… 23

§2－3　药品收货验收异常情况的判断和处理 …… 27

实训项目2　药品的收货 …… 31

实训项目3　药品的验收 …… 34

第三章　药品的仓储管理 …… 36

§3－1　药品仓库的类型与库区布局 …… 36

§3－2　药品仓库设施设备管理 …… 39

§3－3　药品的合理储存 …… 42

§3－4　药品仓库安全管理 …… 45

实训项目4　药品仓库的布局图绘制 …… 49

实训项目5　液压车操作 …… 50

实训项目6　药品堆码 …… 51

实训项目7　药品保管 …… 52

第四章　药品的在库养护 …… 54

§4－1　药品在库养护的认知 …… 54
§4－2　药品的在库检查 …… 56
§4－3　温湿度管理 …… 59
实训项目 8　药品的在库养护 …… 64
实训项目 9　不合格药品的处理 …… 68

第五章　药品的出库与运输 …… 70

§5－1　药品的出库 …… 70
§5－2　药品的运输 …… 75
实训项目 10　药品的复核出库 …… 80
实训项目 11　药品的配送（直接配送和委托配送） …… 82

第六章　原料药与常见剂型的储存与养护 …… 84

§6－1　原料药 …… 84
§6－2　固体制剂 …… 89
§6－3　液体制剂 …… 101
§6－4　半固体制剂 …… 106
§6－5　注射剂的储存与养护 …… 111
实训项目 12　常见药品剂型储存与养护 …… 116

第七章　中药的储存与养护 …… 119

§7－1　中药储存常见质量变异现象及影响因素 …… 119
§7－2　中药储存基本要求及养护方法 …… 125
§7－3　各类中药的储存与养护 …… 134
实训项目 13　中药饮片储存与养护 …… 157

第八章　特殊管理药品的储存与养护 …… 160

§8－1　特殊管理药品储存与养护的认知 …… 160
§8－2　特殊管理药品的储存与养护工作流程 …… 166
实训项目 14　麻醉药品、精神药品、毒性药品的储存与养护 …… 176

第一章

药品储存与养护基础知识

药品作为特殊商品，关系到人们的生命健康安全。《中华人民共和国药典》（2020 年版）[以下简称《中国药典》（2020 年版）] 收载的药品品种达 5 911 种，其结构复杂、成分多样、剂型各异。国家对药品的生产、销售、使用都制定了严格的法律规范，无论是药品生产企业必须执行的《药品生产质量管理规范》（以下简称 GMP），还是医药流通企业必须遵循的《药品经营质量管理规范》（以下简称 GSP），对药品的储存与养护管理都提出了非常严格的要求。这充分说明药品的储存与养护和药品质量息息相关，药品生产、经营企业的相关岗位必须严格按照 GMP 和 GSP 的要求进行药品储存与养护管理。通过本章的学习，使学生对药品储存与养护的基础知识有全面认知，并深刻体会储存与养护工作在药品生产流通过程中的重要性。

§1－1　药品储存与养护认知

学习目标

1. 掌握药品储存与养护、药品保管的概念。
2. 熟悉药品保管的方法。
3. 了解药品储存与养护的目的与意义。

药品从生产过程进入流通领域直至最终被消费，一般需要经历采购、运输、储存、销售四个主要环节，其中药品储存、养护及保管技术均与药品质量息息相关。

一、药品储存与养护概述

1. 药品储存与养护的概念

药品储存是指药品从生产到消费领域的流通过程中经过多次停留而形成的储备，是药品流通过程中必不可少的重要环节。“储”是指对物品进行收存、管理、交付使用等行为，

“存”是指存放。

药品养护是指对储存药品所进行的保养和质量维护，即运用现代科学技术和方法，对药品质量进行科学保养与维护、合理储存，确保药品在储存期间质量完好的实用技术。

2. 药品储存与养护的目的和意义

（1）药品储存与养护的目的。

1）保证药品安全有效。药品的来源广泛，所含成分各不相同，性能也比较复杂。有的药品怕热、怕冻、怕光、怕潮、怕干燥；有的药品所含成分是仓库害虫、鼠类、微生物的食料和养料，易发生虫蛀、鼠食、霉变等现象；有的鲜活药品变质速度较快；有的药品在一定条件下还会“自燃”。因此，药品仓库的业务不单纯是进出和存放，还必须重视保管养护。只有采取一定的养护技术和必要的保护措施，才能确保药品的储存安全，避免因储存不善而造成的各种损失，同时也确保储存过程中不发生燃烧、爆炸、倒塌、污损等现象，保持药品的质量和纯洁度。

2）降低损耗。降低损耗是指在药品储存过程中要切实防止霉烂、变质、虫蛀、鼠咬、泛油、挥发、风化、潮解等现象的发生，还要防止药品过期，以减少商品损耗，节省保管费用。

3）保证市场供应。药品安全储存一方面有利于购进业务，另一方面有利于批发和零售业务，可将药品源源不断地收进、发出，持续保障市场供应，满足人们对药品的需求。

4）促进流通，消除地区差异。药品的生产与消费在时间和地区上往往存在差异。进行必要的药品储存可以调节这种差异，灵活调剂余缺，可将药品从产地运往销售地，进行地区间的调剂，使药品流通顺畅迅速。

5）监督药品质量，促进医药商品生产标准化。药品进入流通领域的第一道关口就是药品的储存，在入库和出库时必须进行质量抽检和质量核对，一方面不合格的药品不许入库，另一方面不符合出库要求的药品不许放行，这样可最大限度地保证进入流通领域药品的质量。另外，对出入库药品的质量检查也可以促进药品生产企业不断提高医药商品质量和改进医药商品包装，使医药商品生产水平不断提高。

6）提高应急能力。国家实行药品储备制度，同时鼓励企业储存一定量的药品，以保障在疫病流行、自然灾害及战争等非常情况下具备应急供应能力。

（2）药品储存与养护的意义。

1）确保药品储存的安全，保证药品使用价值。做好药品储存与养护工作，能够履行保存药品的基本职能，确保药品在库不丢失、不损坏、数量准确、质量完好。同时，仓库配备了相应的条件和设备，可加强对药品的规范养护，确保药品安全，减少药品破损、变质，避免各种损失，以保证药品使用价值。

2）促进药品流通，满足人民防治疾病的需要。药品储存与养护是药品流通中的重要环节，只有组织好药品储存，加强药品养护，才能有效地保证药品质量，保障公众用药安全和合法权益，保证药品流通的顺利进行。流通领域中存在的仓储设施不足、技术设备条件落后、仓储管理不善、仓储能力过小等情况，都会限制药品流通的速度和规模，进而影响市场供应，不能充分满足人民防治疾病的需要。

3）监督药品质量，保证用药安全有效，保护和促进公众健康。药品储存过程中，入库和出库时都必须进行质量抽检和核对，不合格的药品不许入库，不符合出库要求的药品也不许放行，因此可起到监督药品质量的作用，从而保证进入流通领域的药品的安全有效性，保护和促进公众健康。

4）降低流通费用，加速资金周转，提高企业经济效益。做好药品养护工作，一方面可以避免和减少药品损耗，另一方面可以加快吞吐业务，加速资金周转，提高工作效率，从而节约开支、增加收益，提高企业经济效益。

练一练

下列哪项不属于药品储存与养护的意义？（　　）

A. 促进药品流通　　B. 监督药品质量

C. 增加就业岗位　　D. 加速资金周转

二、药品保管的基础知识

1. 药品保管的概念

药品保管是指药品在仓库储存过程中所进行的保养、管理、维护工作，它对于药品的安全储存、及时收发、质量保证、减少损耗具有重要作用。

2. 药品保管的方法

（1）易受光线影响而变质药品的保管方法。

易受光线影响而变质的药品，需要避光保存。应放在阴凉干燥、阳光不易直射到的地方。门、窗可悬挂遮光用的黑布帘、黑纸，以防阳光照射。可采用棕色瓶或黑色纸包裹的玻璃器包装，防止紫外线的透入。

【知识链接】

易受光线影响而变质的常用药品举例

（1）生物制品：肝素、核糖核酸、抑肽酶注射剂、泛癸利酮片等。

（2）维生素：维生素C、维生素K、维生素B_1、维生素B_2、维生素B_6、维生素B_{12}片剂及注射剂，复方水溶性维生素（水乐维他）、赖氨酸、谷氨酸钠注射液等。

（3）平喘药：氨茶碱及茶碱制剂。

（4）肾上腺皮质激素：氢化可的松、醋酸可的松、地塞米松注射液。

（5）抗结核药：对氨基水杨酸钠、异烟肼片及注射剂、利福平片。

（6）止血药：酚磺乙胺（止血敏）、卡巴克洛（肾上腺色腙、安络血）注射液。

（7）抗休克药：多巴胺、肾上腺素、硝酸甘油、硝普钠、香丹注射液等。

（8）利尿药：呋塞米（速尿）、布美他尼片剂及注射剂、氢氯噻嗪片、乙酰唑胺片、异山梨醇溶液。

(9) 镇痛药：哌替啶、复方氨基比林（安痛定）片剂及注射剂、布洛芬胶囊。

(10) 外用消毒防腐药：过氧化氢溶液（双氧水）、乳酸依沙吖啶溶液（利凡诺）、呋喃西林溶液、聚维酮碘溶液（碘仿）、磺胺嘧啶银乳膏。

(11) 滴眼剂：普罗碘胺、水杨酸毒扁豆碱、毛果芸香碱、利巴韦林、硫酸阿托品、丁卡因、利福平。

---

(2) 易受湿度影响而变质药品的保管方法。

1）对易吸湿的药品，可用玻璃瓶软木塞塞紧，蜡封，外加螺旋盖盖紧。对易挥发的药品，应密封，置于阴凉干燥处。

2）控制药库内的湿度，以保持相对湿度在35% ~75%。可设置除湿机、排风扇或通风机，可辅用吸湿剂（如石灰、木炭），有条件者，尤其在梅雨季节，更要采取有效的除湿措施。

3）药库应根据天气条件，分别采取下列措施：在晴朗干燥的天气，可打开门窗，加强自然通风；当雾天、雨天或室外湿度高于室内时，应紧闭门窗，以防室外潮气侵入。

【知识链接】

不能受潮的常用药品举例

(1) 维生素：维生素 B_1 片、维生素 B_6 片、维生素 C 片及泡腾片、复合维生素 B 片、鱼肝油丸、复方氨基酸片或胶囊、多种维生素和微量元素片。

(2) 助消化药：胰酶片、淀粉酶片、胃蛋白酶片及散剂、含糖胃蛋白酶散、多酶片、酵母片、硫糖铝片、甘珀酸钠片及胶囊。

(3) 抗贫血药：硫酸亚铁片、乳酸亚铁片、葡萄糖酸亚铁片、多糖铁丸、富马酸亚铁片。

(4) 电解质及微量元素：氯化钾片、氯化铵片、碘化钾片、复方碳酸钙片（钙尔奇 D、凯思立 D）、碳酸氢钠片。

(5) 镇咳平喘药：复方甘草合剂片、苯丙哌林片、氯哌斯汀片、福尔可定片、异丙肾上腺素片、氨茶碱片、多索茶碱片。

(6) 解热镇痛药：阿司匹林片、卡巴匹林钙散。

(7) 镇静及抗癫痫药：溴化钾片、苯妥英钠片。

(8) 消毒防腐药：含碘喉片、西地碘含片（华素片）、氯己定片（洗必泰）。

(9) 肠内营养素：要素膳、爱伦多、安素。

(10) 含水溶性基质的栓剂：甘油栓、克霉唑栓、氯己定栓。

---

(3) 易受温度影响而变质药品的保管方法。

一般药品储存于室温（10 ~30 ℃）即可。“阴凉处”是指不超过20 ℃，“凉暗处”是指遮光并且温度不超过20 ℃，“冷处”是指2 ~10 ℃，“冷冻”是指 -25 ~ -10 ℃。

1）在一般情况下，对多数药品储藏温度在 2 ℃以上时，温度愈低，对保管愈有利。

2）对怕热药品，可根据其不同性质要求，分别存放于“阴凉处”“凉暗处”或“冷处”。

3）对挥发性大的药品如浓氨溶液、乙醚等，在温度高时不应剧烈震动。开启前应充分降温，以免药液（尤其是氨溶液）冲出造成伤害事故。

【知识链接】

易受温度影响而变质的常用药品举例

（1）需要在阴凉处储存的常用药品。

抗菌药物：头孢拉定、诺氟沙星、利福平片及胶囊、左氧氟沙星片及注射剂。

镇静催眠药：佐匹克隆、唑吡坦、氯硝西泮、艾司唑仑片。

钙通道阻滞剂：维拉帕米片及注射剂、硝苯地平片。

抗心力衰竭药：洋地黄毒苷片、地高辛片、甲地高辛片、去乙酰毛花苷（西地兰 D）注射剂。

解痉药：甲溴阿托品片、丁溴东莨菪碱胶囊。

肝胆疾病辅助用药：硫普罗宁片、水飞蓟素片、门冬氨酸钾镁注射剂及口服液、苯丙醇片、羟甲香豆素片及胶囊。

血浆代用品：羟乙基淀粉（706 代血浆）。

（2）需要在凉暗处储存的常用药品。

抗过敏药：色甘酸钠胶囊。

胃黏膜保护药：胶体酒石酸铋、胃膜素、麦滋林 – S。

止吐药：甲氧氯普胺片剂及注射剂、昂丹司琼注射液、托烷司琼注射剂、格拉司琼片剂及胶囊剂、阿扎司琼注射剂。

利胆药：曲匹布通片、熊去氧胆酸片、鹅去氧胆酸片。

维生素：维生素 A 滴剂。

脱水药：甘油果糖。

酶类制剂：胰蛋白酶、糜蛋白酶、玻璃酸酶、三磷腺苷注射液、溶菌酶片。

氨基酸制剂：复方氨基酸注射剂。

（3）需要在冷处储存的常用药品。

胰岛素制剂：胰岛素、胰岛素笔芯（诺和灵、优泌林、优泌乐）、低精蛋白胰岛素、珠蛋白锌胰岛素、精蛋白锌胰岛素（含锌胰岛素）、重组人胰岛素、单组分猪胰岛素、中性胰岛素。

人血液制品：胎盘球蛋白、人血球蛋白、人血丙种球蛋白、乙型肝炎免疫球蛋白、破伤风免疫球蛋白、人血白蛋白、人纤维蛋白原、健康人血浆。

抗毒素、抗血清：精制破伤风抗毒素、精制白喉抗毒素、精制肉毒抗毒素、精制气性坏疽抗毒素、精制抗炭疽血清、精制抗蛇毒血清、精制抗狂犬病血清、旧结核菌素。

生物制品：促肝细胞生长素、促红细胞生长素。

维生素：注射用水溶性维生素（水乐维他）、脂溶性维生素注射液（Ⅱ）（维他利匹特）。

甲状旁腺及钙代谢调节药：鲑鱼降钙素（密盖息）鼻喷雾剂及注射液。

子宫收缩及引产药：缩宫素、麦角新碱、地诺前列酮、垂体后叶素注射剂。

抗凝药：尿激酶、凝血酶、链激酶、巴曲酶、降纤酶注射剂。

微生态制剂：双歧三联活菌（培菲康）胶囊。

抗心绞痛药：亚硝酸异戊酯吸入剂。

（4）不宜冷冻的常用药品。

胰岛素制剂：胰岛素、胰岛素笔芯（诺和灵、优泌林）、低精蛋白胰岛素、珠蛋白锌胰岛素、精蛋白锌胰岛素。

人血液制品：人血白蛋白、胎盘球蛋白、人血球蛋白、人血丙种球蛋白、乙型肝炎免疫球蛋白、破伤风免疫球蛋白、人纤维蛋白原。

静脉大输液：脂肪乳（力能、英特利匹特、力基）、甘露醇、氨基酸注射液、羟乙基淀粉氯化钠注射液。

局部麻醉药：罗哌卡因（耐乐品）、丙泊酚（得普利麻、静安）。

外用消毒防腐药：甲醛（福尔马林）。

（4）中药材和中药饮片的保管方法。

为使中药材和中药饮片的外部形态及有效成分在储存期间尽量不起变化，必须采取合理的保管措施，其中以防止霉变、防治虫蛀及防鼠等较为重要。

1）防止霉变。应严格控制水分和储存场所的温度、湿度，避免日光和空气的影响，使真菌不易生长繁殖。易发霉的中药材应选择阴凉干燥通风的库房，垛堆应离地用木条垫高，垛底垫入芦席或油毛毡等隔潮，地面上铺放生石灰、炉灰或木炭、干锯末等防潮剂。

2）防治虫蛀。药材进库前，应把库内彻底清理，以杜绝虫源，必要时可用适量的杀虫剂对四壁、地板、垫木以及一切缝隙进行喷洒。

3）防鼠。因中药含糖类、脂肪等有机物质，极易遭鼠害。因此，中药库必须有防鼠设备。

思考与练习

1. 名词解释：药品储存、药品养护、药品保管。
2. 简述药品储存与养护的目的和意义。
3. 简述药品保管的方法。

§1－2　影响药品稳定性的因素

学习目标

1. 熟悉影响药品稳定性的因素。
2. 了解药品的稳定性。

药品的稳定性是指在规定的条件下保持药品有效性和安全性的能力。安全、有效、稳定是对药品的基本要求，药品若分解变质不仅会使疗效降低，有些甚至会产生毒副作用。因此，研究药品的稳定性，了解影响药品质量的各种因素，对于做好药品的储存与养护工作具有重要意义。

影响药品在储存与养护中发生变异的因素主要有内在因素和外在因素两大方面：内在因素主要是药品本身的物理和化学性质引起的；外在因素则包括温湿度、光线、空气、时间、昆虫、微生物及包装容器等方面的影响。

一、影响药品稳定性的内在因素

1. 物理因素

（1）药物的吸湿性。

药物的吸湿性是指药物能够从空气中吸收水蒸气的性质。药物吸湿后，可以引起结块、胶黏（如蛋白质、枸橼酸铁铵）、潮解（如氯化钙、山梨醇）、稀释（如甘油、乳酸），甚至发霉（如胃蛋白酶、胰酶）、分解变质（如青霉素、阿司匹林）等现象。

（2）药物的风化性。

含有结晶水的药物在干燥的空气中放置而自动失去部分或全部结晶水的现象称为药物的风化。许多含有结晶水的药物都具有风化性，如硫酸钠（$NaSO_4 \cdot 10H_2O$）、咖啡因（$C_8H_{10}N_4O_2 \cdot 10H_2O$）等。药品风化后，药效虽然不改变，但因失水量不定，会影响使用剂量的准确性。

（3）药物的挥发性。

药物的挥发性是指液态药物变为气态扩散到空气中的性质。具有挥发性的常见药物有乙醇、麻醉乙醚、挥发油等，在常温下即有很强的挥发性。

（4）药物的升华性。

药物的升华性是指固态药物不经过液态而直接变为气态扩散到空气中的性质。具有升华性的常见药物有碘、三碘甲烷（碘仿）、樟脑、薄荷脑等。药物的升华快慢与温度有关，夏季气温高则升华得快，冬季气温低则升华得慢。把易升华的药物装在密封容器中，可达到动态平衡，不致发生损失。

（5）药物的熔化性。

药物的熔化性是指某些药物在一定的温度下即开始熔化的性质。例如，以可可豆脂或香果脂作为基质的栓剂，在夏季往往由于温度过高而发生熔化，影响药物的稳定性。

（6）药物的冻结性。

以水或烯醇作为溶剂的液体药物遇冷凝结成固体的性质称为药物的冻结性。例如，含有药物的水剂或烯醇制剂，其冰点虽然在0 ℃以下，但当温度过低时也往往发生冰冻，导致体积膨胀而引起容器破裂。

（7）药物的吸附性。

药物的吸附性是指某些药物能够吸收空气中的有害气体或其他药物的特殊臭气的性质。例如，淀粉、药用炭、白陶土、滑石粉等，使其具有被吸附气体的气味，一般称为“串味”。

2. 化学因素

（1）药物的氧化性。

具有氧化性的药物容易被还原剂所还原，例如，过氧化物（如过氧化氢）、银盐（如硝酸银）、硝基化合物（如呋喃西林）等遇光易被还原而变质。

（2）药物的还原性。

具有还原性的药物均易被空气中的氧气或化学氧化剂所氧化，药物在流通过程中所发生的氧化一般都是由空气中的氧气所引起的。例如，碘化物或溴化物露置在潮湿的空气中，易被氧化而析出游离碘或游离溴；酚类或含有酚羟基的药物（如苯酚、吗啡），易被氧化成有色的醌类化合物而变色；芳胺类药物的芳香核上的氨基易被氧化而引起变化。

（3）药物的水解性。

药物的水解性是指药物遇水所引起的分解作用，这类药物的水溶液或者粉片吸收了水分能引起水解变质。容易水解的药物主要有酯类药物（如阿司匹林）、酰胺类药物（如青霉素）、苷类药物（如强心苷）等。

（4）药物的碳酸化。

药物的碳酸化是指药物吸收空气中的二氧化碳或直接与碳酸作用引起的变化。常见的具有碳酸化性质的药物有氢氧化物、有机酸的钠盐等，如氢氧化钙与二氧化碳反应生成碳酸钙，石灰水变混浊；如磺胺类和巴比妥类吸收空气中的水分和二氧化碳即游离析出对应的有机酸。

（5）药物的分解性。

药物的分解性是指某些药物受到外因作用而自动分解为两种及以上的新物质的化学性质。例如，碳酸氢钠在潮湿空气中存放时，当气温过高，会自动分解为碳酸钠、水及二氧化碳。

（6）药物的聚合性。

药物的聚合性是指由单体合成分子量较高的化合物的反应。常见的具有聚合性的药物如甲醛，其在室温时呈气态，可溶解在水里，生成水化物，其水化物在低于9 ℃时可以相互作用，缩去水分子而聚合成多聚甲醛。

二、影响药品稳定性的外在因素

1. 温度

温度对药品质量的影响很大，温度过高或过低都能使药品变质。

（1）温度过高。

1）促进变质。温度增高可促进氧化、水解、分解等化学反应，也可促使昆虫和微生物的生长繁殖进而加速药品变质。例如，抗生素受热后会加速分解失效，糖浆剂在温度过高时容易发酵霉变。

2）挥发减量。温度过高可使具有挥发性、沸点低的药品加速挥发而造成损失，也可使含结晶水的药物加速风化。例如，挥发油、乙醚、薄荷脑等挥发后会因含量的变化而影响药效。

3）破坏剂型。温度过高容易使糖衣片熔化、粘连，软膏剂熔化、分层，胶囊剂破碎，栓剂软化、粘连、变形等，破坏原有剂型。

（2）温度过低。

1）遇冷变质。药品一般宜储存于阴凉处，但温度过低也会使一些药品产生沉淀、冻结、凝固等现象，甚至变质失效。例如，生物制品会因冻结而失去活性，胰岛素注射液久冻后可发生变性；鱼肝油乳剂、氢氧化铝凝胶剂冻结后会分层且无法恢复原状。

2）冻破容器。温度过低时还会使药品容器破裂而造成损失。例如，注射剂、水溶液制剂在 0 ℃以下会发生冻结，体积膨胀，从而使玻璃容器破裂。

2. 湿度

空气中水蒸气的含量称为湿度。湿度过大时会使某些药品吸湿而发生潮解、变形、稀释、水解、发霉等现象，湿度过小时则容易使某些药品风化或干裂。

（1）潮解。

某些易溶于水的药品露置于潮湿的空气中逐渐吸收水分而使部分溶解呈液态的现象称为潮解，如三氯化铁、溴化钠、胃蛋白酶等。

（2）变形。

变形是指药品吸湿后引起的物理形态的改变。例如，片剂、丸剂受潮后出现松片、裂片，胶囊剂受潮后囊壳会软化、粘连而变形。

（3）稀释。

例如，甘油、干糖浆等药品在潮湿的空气中会因吸收水分而使浓度变稀。

（4）水解。

例如，阿司匹林吸潮后会水解成水杨酸和醋酸，青霉素吸潮水解后会生成青霉醛和青霉胺而失效。

（5）风化。

例如，蓝色结晶硫酸铜在干燥空气中容易失去结晶水而风化为白色粉末。

3. 光线

光线中的紫外线具有化学能，对药品变质起主要作用，它能直接引起或促进药品发生氧化、变色、分解等化学反应。

（1）氧化。

很多药品在空气或氧气存在时，遇光能加速其氧化过程。例如，维生素 A、维生素 D 在光和氧气等的影响下，易于氧化失效；三氯甲烷在空气中见光后经氧化分解会产生有毒的光气和氯化氢。

（2）变色。

药品在受光线照射后，除了因光线本身直接形成变色外，还会因催化作用加速氧化而使药品分子内部发生复杂的聚合、缩合等作用，生成有色或颜色不同的物质。例如，磺胺类药物遇光渐变黄色；肾上腺素受光影响可逐渐变为红色至棕色，使疗效降低或失效。

（3）分解。

例如，过氧化氢溶液见光分解成水和氧；氯化亚汞（甘汞）遇光能逐渐分解生成汞，变成深灰色，对人体有剧毒。

4. 空气

空气是各种气体的混合物，主要包括氮气、氧气、二氧化碳以及氩、氖、氪、氙、臭氧等稀有气体。此外，空气中还含有水蒸气、固体杂质和微生物，在工业城市或工厂附近，还混杂有二氧化硫、硫化氢、氯化氢和氨等。这些成分中，除氮气和惰性气体外，均能使药品变质，其中以氧气、二氧化碳和灰尘的影响最大。

（1）氧化。

氧气的化学性质很活泼，药品与其接触时很容易被氧化而变质，如酚类药物、芳胺类药物、吩噻嗪类药物、含不饱和碳链药物（如维生素 A、油脂）等。氧气还有助燃性，容易引起易燃性药品的燃烧。

（2）碳酸化。

空气中的二氧化碳可使一些药品发生碳酸化而变质。例如，磺酸类药物的钠盐、巴比妥类药物的钠盐、苯妥英钠等与二氧化碳作用后，分别生成游离的磺胺类药物、巴比妥类药物以及苯妥英而难溶于水。

（3）吸附。

空气中的水蒸气、灰尘及有害气体容易被一些粉末性药品（如活性炭、滑石粉、白陶土等）吸收，而影响药品质量。活性炭可因吸潮而降低吸附作用。其他粉末性药物可能因吸附具有强烈臭气的药物而产生“串味”，导致不能再供药用。

5. 时间

药品储存时间的长短是判断药品是否变质的重要指标。许多药物成分在储存过程中受环境影响，其结构会发生一定变化，使得药物有效成分含量下降或毒性增加，因此各种药品必须在规定的储存条件下，在有效期内使用，以保证其质量合格。

【知识链接】

药品有效期

药品有效期是指药品在规定的储存条件下，能够保持合格质量的期限。药品有效期是患者药物使用安全的保证。药品有效期管理是药房工作的重要内容之一。做好药品有效期的管理可有效确保临床用药的安全性，减少医院的药品资源浪费及经济损失。

《中华人民共和国药品管理法》第八十三条规定，超过有效期的药品，应当由药品监督管理部门监督销毁或者依法采取其他无害化处理等措施。第九十八条规定，未注明或者更改产品批号的药品、超过有效期的药品为劣药，禁止生产（包括配制）、销售、使用劣药。

6. 昆虫、微生物

昆虫、微生物（如细菌、霉菌、酵母菌等）和螨虫等的侵入和繁殖是药品腐败、发酵等变质的一个主要原因。尤其是含有营养物质（如糖类、蛋白质、油脂、生药等）的制剂（如水剂、糖浆剂、胶囊剂、片剂、脏器制剂及中草药制剂等）更容易遭受污染、虫蛀或发生霉变。

7. 包装容器

包装容器是直接盛装和保护药品的器物，合格的包装容器具有保护药品质量的作用，不完善的包装容器可使稳定性较好的药品失效。药品入库时必须严格检查其包装容器是否出现破损、变形或被污染等情况。

包装容器材料的选择是否恰当、质量的优劣对药品自身的稳定性和受外界环境的影响都有直接的关系，包装容器的常用材料有玻璃、陶瓷、塑料、纸质、橡胶等。

【知识链接】

药品包装容器的常用材料

（1）玻璃：性质稳定，不与药物及空气中的氧气、二氧化碳等作用，但在溶液中可能会放出碱性物质和不溶性脱片，可通过改变玻璃化学组成成分来改善。

（2）陶瓷：较玻璃硬，对多数化合物有良好的耐蚀性，但对氢氟酸及氢氧化钠不耐蚀。瓷质脆，有少许透光性，可上釉，但应采用质量良好无毒的釉，可用于盛装软膏、散剂等。

（3）金属：具有较高的机械强度，牢固、密封性好，药物不易受污染，但一般金属的化学稳定性较差，易被氧化剂、酸碱物质腐蚀，选用时注意表面要涂环氧树脂保护层以耐腐蚀。

（4）塑料：质轻，机械性能良好，耐碰撞，具有高度的耐蚀性，价格低廉，但有两相穿透性，选用时应根据药品性质、剂型进行选择，必要时需做物理实验及生物试验等，以保证药品质量和用药安全。

（5）纸质：重量轻，厚纸板还有一定弹性，具有不同程度抗震作用，价格低廉，但遇潮、经雨易破损。纸质上胶可防潮防水，蜡纸防潮效果好，玻璃纸不透油脂，可根据药物性质选择适宜的纸质包装。

(6) 橡胶：主要用来做塞子、垫圈、滴头等部件，使用时应注意是否与主药、抗氧剂和防腐剂等有相互作用现象，以确保药品质量。

思考与练习

1. 名词解释：药品的稳定性，药品有效期。
2. 影响药品稳定性的因素有哪些？

§1－3 药品储存与养护的任务

学习目标

1. 掌握药品储存与养护的基本任务。
2. 掌握药品储存与养护的具体任务。

一、药品储存与养护的基本任务

1. 按时完成药品的入库、出库工作

药品的收货、验收、入库、拣货、出库复核和发货是药品仓储工作的重要环节与日常工作任务。按照工作职责与操作程序，药品仓储人员要尽职尽责地完成好药品收货、验收、入库、拣货、出库复核和发货的工作，做到票、账、货相符。

2. 做好药品在库储存与养护工作

药品的在库储存与养护工作是防止或延缓药品发生变质现象、保证药品质量和数量的重要环节。药品在储存过程中如发生变质而导致药品不合格的情况发生，不仅造成经济损失，还会危及患者健康。面对复杂而繁重的储存与养护任务，医药仓储从业人员必须做到认真研究、开发新技术，提高工作效率，做好安全储存，有效保障药品的质量和数量。

二、药品储存与养护的具体任务

1. 加强药品库存量管理

药品的合理库存量是指药品经营企业保持与正常经营相适应的、具有先进性和可行性的药品库存量。药品库存的数量，应既能保证销售业务的需要，又能避免积压，保持药品周转的连续性。因此，要根据药品的性质和药品的流转计划与储存计划，结合药品产、购、销的流通规律及仓储容量，充分考虑库存结构的合理性，密切配合药品购销部门，保持合理的药品库存量，坚持先进先出、先产先出、易变先出和近期先出的原则，对久储、积压及异状药品建立必要的催销、催调制度，保证库存的不断更新。

2. 加强药品仓库设备、设施和库房安全管理

药品仓库设备是药品仓储作业系统中的物质基础，也是仓库系统规划的重要内容，关系到其建设成本和运营经费以及生产效益。仓储设施、设备状况不仅直接影响药品仓库的货流量、作业效率，而且会影响药品企业的仓储成本、仓储速度、仓库安全及仓储作业的生产秩序等诸多方面。因此，药品仓库管理要根据 GSP 要求，正确确定仓库的建筑地址、库区布局，合理设计仓库的建筑设施；加强仓库设备的购置、使用与维护的管理，充分发挥设备的效能，以适应药品流通不断发展的需要；运用安全管理的科学知识和工程技术研究、分析、评价、控制以及消除药品储存过程中的危险因素，有效防止灾害事件的发生，避免经济损失。

3. 加强药品入库、保管、出库业务的管理

建立健全入库、保管、出库的规章制度，加强仓储业务动态管理，严格验收；加强药品在库管理，认真组织发货，不断提高仓储工作质量。

4. 加强药品养护，确保药品质量

不断加强和提升药品的养护技术，从药品的自然属性分析入手，掌握其质量变化的规律，控制不利的影响因素，防止药品质量向不利方向转化，从而确保储存中的药品质量完好，延长使用寿命。

思考与练习

1. 药品储存与养护的基本任务是什么？
2. 药品储存与养护的具体任务是什么？

§1-4 医药仓储从业人员的工作职责、职业素养及资格要求

学习目标

1. 熟悉医药仓储从业人员的岗位职责。
2. 掌握医药行业职业守则。

一、医药仓储从业人员的工作职责

1. 医药仓储部门的主要岗位

医药仓储部门的主要岗位有收货、验收、入库、保管、养护、拣货、出库复核和发货等，对应的仓储作业主要包含信息、单据审核及作业准备，药品收货验收，药品在库储存与养护，药品出库与包装，销后退回药品处理，不合格药品处理，单据信息传递与管理，药品

仓库环境温湿度的控制，作业场所、标识管理等内容。

2. 医药仓储从业人员的岗位职责

医药仓储从业人员的岗位职责包括安全储存、降低损耗、科学养护、保证质量、收发迅速、避免事故。药品储存与养护工作的基本原则是预防为主，基本要求是合理储存，确保药品质量稳定、安全、有效。

（1）药品储存岗位职责。

1）按照药品不同自然属性分类进行科学储存，防止差错、混淆和变质。

2）做到数量准确，账目清楚，票、账、货相符。

3）应执行药品储存控制程序，并按照药品主要剂型的储存保管与养护要点做好在库药品的储存保管。

（2）药品出入库岗位职责。

1）药品入库时应按照进货药品验收入库工作流程及其图示，经过质量检查验收，并依据验收员签字或盖章的验收入库通知单办理入库手续。

2）药品入库时保管员对货与单不符、质量异常、包装不牢或破损、标识模糊等情况，应拒收并报告企业有关部门处理。

3）药品出库发货时，应坚持执行药品出库复核管理规定对药品进行复核，并做好出库复核记录。未经复核人员检查复核并签字的药品不得出库发货。

4）药品出库发货时，应打印出库药品随货同行单并加盖药品出库专用章，连同药品一起配送给客户。

5）对于销后退回药品，应按退货药品管理规定做好退货药品的验收、存放与标示等管理工作。

（3）药品在库检查和养护岗位职责。

1）每天按照药品养护管理制度检查在库药品的储存条件，掌握主要剂型的储存保管与养护要点，做好仓库温湿度等管理，正确储存药品。

2）药品仓库保管过程中，应按照药品在库检查与养护操作规程定期根据在库药品流转情况进行质量检查与养护，并做好检查和养护记录，对发现的问题及时通知质量管理部门进行复查处理。

练一练

药品储存与养护工作的基本原则是（　　）。

A. 合理储存　　　　B. 降低损耗

C. 预防为主　　　　D. 收发迅速

二、医药仓储从业人员的职业素养

1. 职业素养基本知识

职业，是个人所从事的服务于社会并作为主要生活来源的工作。职业素养，是职业中内在的规范和要求，是在职业过程中表现出来的综合品质。职业素养的核心内容包括职业信念、职业知识技能和职业行为习惯等。

一个职业人应具备良好的职业道德、正面积极的职业心态和正确的职业价值观意识，并具有爱岗、敬业、忠诚、奉献、正面、乐观、用心、开放、合作等职业信念和职业行为。

2. 医药行业职业守则

（1）遵纪守法，廉洁自律。

医药从业人员应加强对《中华人民共和国药品管理法》和《药品流通监督管理办法》、GMP、GSP 等药事相关法律法规的学习，做到时时处处依法从业。

（2）吃苦耐劳，爱岗敬业。

医药从业人员肩负着维护人民身体健康的崇高使命，因此对待工作严肃认真、吃苦耐劳的职业道德尤为重要。要求医药从业人员具有强烈的道德义务感和责任心，把好药品从生产到销售使用的各个环节，确保销售药品正确无误、质量合格。

医药行业是融医药产品的科研、生产、经营、使用为一体的庞大的综合系统，它需要千千万万热爱医药职业、忠于职守、以主人翁态度对待本职工作的优秀人员，树立高度的责任心，对人民健康负责。

（3）坚持质量第一，确保用药安全。

医药产品是保障人民身体健康的特殊产品，它可以防治疾病，但也可能因为产品质量问题或使用不当而危害生命健康。因此，医药从业人员一定要牢固树立质量第一的观念，把药品质量放在首位，努力学习医药知识，提高鉴别药品质量的能力，为消费者提供安全有效、质量可靠的药品。

（4）树立服务意识，具有团队精神。

医药从业人员在工作中应具备提供热情、周到、主动服务的意识，做好各项工作，并树立整体配合的团队意识，将自己融入团队，想团队之所需，齐心协力，相互信任，最大程度地发挥个人作用，与团队共同前行。

3. 医药仓储从业人员的职业精神

（1）敬业精神。

热爱仓储工作，具有敬业精神和责任感，忠于职守，廉洁自律，认真贯彻执行有关仓储管理工作的方针、政策和法律法规，讲效率、讲效益，关心企业经营。

（2）吃苦耐劳精神。

仓库一线工作较为辛苦，需要从业人员具有吃苦耐劳的精神。仓库作业的特点主要表现在：作业过程存在不连续性，每件商品的作业过程不一定完全相同，有些商品外包装较脏，入库和拣货时多数需要手工进行；作业量不均衡，仓库每天、每月之间的工作量有很大不同；作业对象复杂，不同的医药商品有不同的作业手段、方法和技术；作业范围广泛，大部分在仓库范围内进行，但也有一部分在仓库以外的范围进行，如接运、配送等。

（3）不断学习更新技术。

仓储活动离不开仓储技术装备的支持，医药仓储从业人员应与时俱进，熟悉仓储设备，能综合高效地利用仓储设备，掌握现代仓储管理技术，熟练地运用各种现代信息技术。

（4）团队协作精神和独立工作能力。

医药商品仓库最重要的两项工作是入库和出库。入库由接运、验收和入库交接等环节组成，出库包括拣货、出库复核和发货等流程，这既要求岗位之间相互协作配合，又要求每个岗位工作的个人有很强的独立工作的能力。

（5）精打细算的精神。

仓储经济核算有利于提升仓储管理的现代化和提高仓储的经济效益，不断提高仓储管理水平。虽然医药仓储从业人员并非专业的财务人员，但作为合格的医药仓储从业人员必须具备一定的财务管理能力，包括能查阅财务报表、进行经济核算、掌握成本管理、进行价格管理和决策。

三、医药仓储从业人员的资格要求

1. 具有高中以上文化水平，并经专业培训、考核合格具备药品仓储技术和管理知识。
2. 必须熟悉本岗位操作规程和职责。
3. 定期参加培训，学习有关药品仓储的法规、标准、设备、技术等知识。
4. 定期进行健康检查，凡患传染性疾病者（包括隐性的），一律不能参与直接接触药品的仓储工作。

思考与练习

1. 医药行业的职业守则是什么？
2. 医药仓储从业人员有哪些岗位职责？

实训项目1　医药物流企业的参观认知

一、实训目的

通过参观实训，让学生对医药物流企业有基本的认识，撰写参观体会。

二、器材准备

选择一到两家本地的医药物流企业，做好参观实训安排。

三、实训内容与步骤

1. 企业背景调研

通过线上或线下的调研方式，自主了解该医药物流企业的背景知识，以及相关工作岗位，完成预习作业。

2. 参观企业仓储中心

有序参观企业仓储中心，对药品出库、入库、养护等相关岗位的工作流程和工作内容有总体的认知。

3. 了解物流运营的发展模式

通过实地参观认知和企业专题讲解，了解医药物流企业物流运营的发展模式。

四、实训测评

按表S－1－1所列评分标准进行测评，并做好记录。

表S－1－1　实训评分标准

序号	考核内容	考核标准	配分	得分
1	企业背景调研	自主开展企业背景调研，按时上交预习作业	10	
2	参观表现	认真参加参观实训，遵守相关纪律，并做好笔记	30	
3	参观体会	完成参观体会的撰写，内容全面具体正确	60	
合计			100	

第二章

药品的收货验收

药品的收货验收是药品储运与养护的第一个环节，企业应当按照规定的程序和要求对到货药品逐批进行收货、验收，防止不合格药品入库。药品收货验收必须遵守 GSP 和《中华人民共和国药品管理法》等法律法规，保证入库药品的质量。本章对普通药品和冷链药品的收货、验收流程及异常情况的判断和处理做了讲解，通过开展药品的收货、验收实训项目，使学生学会对药品进行收货和验收操作。

§2－1　药品的收货

学习目标

1. 掌握普通药品及冷链药品收货流程。
2. 了解普通药品及冷链药品的收货注意事项。

收货是指收货人员通过票据的查验，对货源和到货药品实物进行检查和核对，并将符合要求的药品按照其特性放入相应待验区域的过程。收货操作是医药商品入库前的质量检查，是保证医药商品质量的重要环节。普通药品收货在阴凉区完成，冷藏、冷冻药品收货在冷库收货区完成，且应当按照经过验证的标准在规定时间内完成。

一、普通药品的收货

1. 普通药品收货流程

（1）检查运输工具。

检查车厢是否密闭，车厢内是否存在雨淋、腐蚀、污染等现象；检查运输时限是否符合协议约定的在途时限；检查委托运输信息，对不符合要求的情况均应通知相应部门并报质量管理部门处理。

（2）核验随货资料。

药品到货时，收货人员应查验随货同行单（见表2－1－1）以及相关药品的采购记录（见表2－1－2），做到票、账、货相符。

随货同行单是指随着货物一起的销售单据及相关证明文件，如注册证、检验报告单、出库单等。不同企业的随货同行单的样式或有不同，但是必须在购货单位进行过样式备案，且单据上印有“随货同行”字样，并加盖供货单位出库专用章。

表2－1－1　　××医药有限公司随货同行单

收货单位：××医药有限公司　　编号：

收货地址：　　发货日期：

序号	药品名称	生产厂商	批准文号	规格	剂型	上市许可持有人	数量	金额（元）	生产日期	批号	有效期至

制单：　　发货：　　签收：　　收货日期：

表2－1－2　　××医药有限公司采购记录

采购员：　　采购日期：

供货单位：××医药有限公司

序号	药品名称	剂型	规格	生产厂商	批准文号	上市许可持有人	件数	数量	单价（元）	金额（元）

（3）检查外包装与核对实物。

对于运输方式无误且采购记录与随货同行单相吻合的药品，有运输防护包装的，装卸员拆除运输防护包装，收货员检查外包装是否完好，封条是否损坏。检查包装上是否清晰注明品名、规格、批号、生产厂家、批准文号、生产日期、有效期、储存条件、包装规格及储运图示标识等，并与随货同行单对照，确认相符。

（4）填写收货记录。

收货员将核对无误、符合要求的药品放置待验区域，并在随货同行单上签字，收货时每个批号均须做好完整的记录，内容包括药品名称、数量、生产厂商、供货单位、运输单位、发运地点、启运时间、运输工具、到货时间、收货人员等。表2－1－3为收货记录的一个示例。

表2－1－3　　××医药有限公司收货记录

药品名称	供货单位	剂型	规格	生产厂商	上市许可持有人	批准文号	批号	有效期至	收货数量	拒收数量	收货评定

续表

药品名称	供货单位	剂型	规格	生产厂商	上市许可持有人	批准文号	批号	有效期至	收货数量	拒收数量	收货评定
收货人员：				收货日期：							

想一想

我国哪些法律法规中规定了药品收货的要求？

2. 普通药品收货注意事项

（1）普通药品收货应在阴凉区域内完成。

（2）随货同行单应当包括生产厂商、上市许可持有人、药品的通用名称、剂型、规格、批号、数量、收货单位、收货地址、发货日期等内容，并加盖供货单位出库专用章原印章。

（3）收货人员应当按采购记录，对照供货单位的随货同行单，确认货品发送正确，无采购记录的不得收货。单据无误后再将随货同行单与实物对照，确认相关信息，做到票、账、货相符后方可收货。采购记录应当包括供货单位、生产厂商、药品的通用名称、剂型、规格、批准文号、数量、采购日期等内容，并加盖供货单位合同专用章或公章原印章。药品采购记录至少保存5年。

（4）对实施批签发管理的生物制品进行收货时，需检查是否有加盖供货单位药品检验专用章或质量管理专用章原印章的“生物制品批签发合格证”复印件。

（5）对进口药品进行收货时，需检查是否有以下加盖供货单位质量管理专用章原印章的相关证明文件：

1）进口药品注册证、医药产品注册证、进口药品检验报告书或注明“已抽样”字样的进口药品通关单原件。

【小提示】

进口化学原料药及制剂（不含首次在中国销售的化学药品）在进口时不再逐批强制检验。进口时可能没有进口药品口岸检验通知书，口岸药品检验所不再对进口化学药品进行口岸检验。

2）进口药品包装应附有中文说明书。

3）进口国家规定的实行批签发管理的生物制品，应有批签发证明文件和进口药品检验报告书。

4）进口药材应有进口药材批件原件。

5）进口麻醉药品、精神药品以及蛋白同化制剂、肽类激素需有进口准许证。

想一想

普通药品收货与冷链药品收货有什么不同？

二、冷链药品的收货

1. 冷链药品收货流程

冷链药品是指对药品储藏、运输有冷藏、冷冻等温度要求的药品。冷链药品在运输和储存过程中，需要不间断地保持低温、恒温状态，使得药品在出厂、转运、交接期间均符合冷藏要求，不“断链”，以保证药品的药效。常见的冷藏药品包括疫苗类、生物制品类、其他需要冷藏的化学药品等。

（1）检查冷链药品运输工具。

1）冷藏车配送的。收货人员应用红外测温仪在车厢对角线不同位置测量厢体温度，并按抽样原则抽查到货药品温度，测量时红外测温仪应距离药品 5 ~ 30 cm，并取温度最差值做好记录，同时向对方索取运输过程温度记录、运输时间等质量控制状况进行重点检查。

2）冷藏箱或保温箱配送的。收货人员应查看冷藏箱或保温箱温度记录仪，并逐箱测量到货温度，做好温度记录，不符合温度要求的应当拒收；检查到货时间，超出运输时限应当拒收。收货人员须导出温度记录仪的温度数据备查，同时将记录仪交给采购寄回供应商或原车带回，并在收货凭证上记录。

冷链药品完成运输方式核实，确认运载车辆符合标准后，需登记车牌号码并录入系统。

（2）核验冷链运输单据。

冷链药品收货检查随货同行单时，与一般药品收货不同，需要查验温度数据，导出、保存并核查运输过程和到货温度，做好实时温度记录，保证整个过程不“断链”，然后索取并填写冷链药品运输交接单（见表 2－1－4）。

表 2－1－4　　**冷链药品运输交接单**

日期：

供货单位					
购货单位					
药品简要信息	药品名称	规格	生产企业	批号	数量
温度控制要求			温度控制设备		
运输方式			运输车辆车号		
启运时间			启运温度		
保温期限			随货同行单编号		
发货人签字			运货员签字		
备注			送货人		
以上信息发运时填写					
以下信息收货时填写					
到达时间			到达时温度		
接收人签字					
备注					

想一想

冷链药品运输过程中，何谓“断链”？

（3）检查外包装与核对实物。

收货员拆除运输防护包装，检查冷链药品外包装是否完好，印字等是否清晰，并与随货同行单对照，确认信息吻合。

（4）填写收货记录。

对于符合规定的药品，填写冷链药品收货记录并签字，将药品转移至符合温度要求的待验区域等待验收。

2. 冷链药品收货注意事项

（1）冷链药品收货应该在冷库收货区内完成，并应按照经过验证的标准在规定时间内完成。冷链药品到货时应有专用缓冲区，可直接与冷藏车门对门进行卸货工作，冷链卸货完成后应立即转移至收货区内收货，保证冷链全程不“断链”。冷链药品从收货区转移到待验区域的时间应尽可能缩短。

（2）冷藏车应装配性能可靠的温度自动控制设备、温度自动记录与自动报警系统，具有良好的控温性能，在正常工作情况下能对运输途中的温度进行控制及实时监测。此外，冷藏车还需具备良好的保温性能，在温度控制设备出现故障时能使车厢内温度在一定时间内保持在设定范围内。当车厢内温度超出设定的温度范围时，温度报警系统发出警报，并由专人进行相应的应急处理。

（3）保温箱或冷藏箱需经过性能验证，在保温时间内送达，并应注明储藏条件、运输警告和特殊注意事项等文字标识。

（4）对于不符合要求的冷链药品应当拒收，将药品隔离存放于符合温度要求的环境中，并报质量管理部门处理。

【知识链接】

GSP

第七十二条　企业应当按照规定的程序和要求对到货药品逐批进行收货、验收，防止不合格药品入库。

第七十三条　药品到货时，收货人员应当核实运输方式是否符合要求，并对照随货同行单（票）和采购记录核对药品，做到票、账、货相符。

随货同行单（票）应当包括供货单位、生产厂商、药品的通用名称、剂型、规格、批号、数量、收货单位、收货地址、发货日期等内容，并加盖供货单位药品出库专用章原印章。

第七十四条　冷藏、冷冻药品到货时，应当对其运输方式及运输过程的温度记录、运输时间等质量控制状况进行重点检查并记录。不符合温度要求的应当拒收。

第七十五条　收货人员对符合收货要求的药品，应当按品种特性要求放于相应待验区域，或者设置状态标志，通知验收。冷藏、冷冻药品应当在冷库内待验。

思考与练习

1. 为什么要对药品进行收货操作？
2. 药品到货后，收货人员应如何检查运输工具？
3. 不同企业的随货同行单的样式或有不同，但内容基本一致，应包括哪些项目？

§2－2　药品的验收

学习目标

1. 掌握药品验收程序。
2. 了解药品验收时限。

验收是指验收人员根据国家药品标准以及相关法律法规的要求，对药品的质量状况进行查验的过程。药品验收是把控入库药品质量状况的关键环节，是防止不合格药品入库的重要关卡，企业应该严格按照规定的程序和要求对到货药品逐批进行验收，确保购进药品质量符合相关质量标准，有效防止假药、劣药入库。验收操作主要包括查验检验报告、抽样、查验药品质量情况、做好验收记录等。

一、药品验收场所、设备及时限

1. 验收场所及设备

验收场所应保持干净整洁，设施摆放有序，根据需要控制温湿度，如普通药品在阴凉区域验收，冷链药品在冷库验收，库区温湿度应符合规范并及时记录，实时监测。药品验收场所及设备应当符合以下要求：

（1）验收场所有明显标识，并与其他场所有效隔离；

（2）验收场所符合待验药品的储存温度要求；

（3）设置特殊管理的药品专用验收场所，并符合安全控制要求；

（4）保持验收设施设备清洁，不得污染药品；

（5）按规定配备药品电子监管码的扫码与数据上传设备。

验收场所应准备放置药品的托盘，验收人员应准备开箱刀、封箱器（含胶带）、抽样标签等。

2. 验收时限

企业应当根据不同类别和特性的药品，明确待验药品的验收时限，待验药品要在规定时限内验收，验收合格的药品应当及时入库，验收中发现的问题应当尽快处理，防止对药品质量造成影响。一般药品到货后在待验区域等待验收，应在 24 h 内验收完毕；冷链药品应在冷库内的待验区域待验，其中冷藏药品需在 30 min 内完成验收，而冷冻药品则应在 15 min 内完成；特殊管理药品在特殊管理药品的专库内待验，并且到货应立即验收。

想一想

如何区分普通药品、冷链药品和特殊管理药品？

二、药品验收程序

药品验收由验收人员负责，在企业属于质量管理部门，验收需要根据国家相关法律法规的要求、药品采购合同及入库凭证上所要求的各项规定进行，主要包括核对实物和相关证明文件、抽样和品种核验、填写药品验收记录等环节。

1. 核对实物和相关证明文件

收货人员完成收货后将随货同行单及相关单据交接给验收人员，验收人员携带收货人员已签字的交接单据至待验区域进行药品验收。首先根据随货同行单核对药品、清点数量，药品大包装应无破损、变形、污染等情况，并且封口完好；检查随货同行单上是否加盖供货单位已备案的出库专用章原印章，并核对票据和货品的药品名称、规格、数量、生产批号、有效期、生产厂商、批准文号、上市许可持有人等是否一致。

企业验收药品应当按照批号逐批查验药品合格证明文件，对于相关证明文件不全或与到货药品不符的，不得入库。生产企业供货的，需提供药品检验报告书原件；批发企业供货的，检验报告书应当加盖质量管理专用章原印章。药品检验报告书可以以电子数据形式传递和保存，但应当保证其合法性和有效性。

另外，实施批签发管理的生物制品需要生物制品批签发合格证，并加盖供货单位质量管理专用章原印章；进口药品应提供加盖供货单位质量管理专用章原印章的如下相关证明文件：进口药品注册证；进口麻醉药品和精神药品应提供进口准许证；进口药材应提供进口药材批件；进口药品检验报告书或注明“已抽样”字样的进口药品通关单；进口国家规定的实行批签发管理的生物制品，必须提供批签发证明文件和进口药品检验报告书。

2. 抽样和品种核验

根据 GSP 要求，企业应当按照验收规定，对每次到货药品进行逐批抽样验收，抽取的样品应当具有代表性。同一批号的药品应当至少检查一个最小包装，但生产企业有特殊质量控制要求或者打开最小包装可能影响药品质量的，可不打开最小包装；破损、污染、渗液、封条损坏等包装异常以及零货、拼箱的，应当开箱检查至最小包装；外包装及封签完整的原料药、实施批签发管理的生物制品，可不开箱检查。

抽样按批号进行，从完整的包装中抽取样品，每件从上、中、下不同部位抽 3 个以上小包装，使得所抽样品具有代表性和均匀性。抽样件数根据到货药品的数量决定，2 件以下（含 2 件）全部抽样，2～50 件（含 50 件）抽取 3 件，50 件以上每增加 50 件多抽 1 件，不足50件按50件计。表2-2-1为抽样量的一个示例。

表2-2-1　抽样量

整件数量	抽样数量	备注
2件及以下	逐件抽样	
2~50件（含50件）	抽3件	
50件以上	在3件的基础上，每增加50件抽样数增加1件，不足50件按50件计	

当发现所抽样品封口不牢、标签污损、外观明显异常等情况时，应加倍抽样。验收人员抽样检查时，应核对药品实物与票据是否一致，并逐一检查样品外观、包装、标签、说明书等，如发现问题，需上报质量管理部门处理。抽样检查结束后，应将样品还原，放回包装内，并在抽取样品的整件上贴“已抽样”标志。

对于销后退回的药品，要加强质量验收，抽样数量加倍。重新验收合格的药品放入合格品区，可继续销售；重新验收不合格的药品，需上报质量管理部门处理。

练一练

某企业仓库到货一批片剂，共计135箱整，如果你是该企业的验收人员，应该如何进行抽样？

3. 填写药品验收记录

验收人员应对药品质量是否合格作出明确判断，做好验收记录，记录中应包括药品的通用名称、剂型、规格、批准文号、批号、生产日期、有效期、生产厂商、供货单位、到货数量、到货日期、验收合格数量、验收结果等内容。验收人员应当在验收记录上签署姓名和验收日期。

在现代医药物流企业，验收人员可使用手持终端（PDA）进行验收信息录入，对于合格药品，计算机系统自动形成验收记录；对于不合格药品，计算机系统自动形成拒收记录。验收结束后，对于合格的药品，由验收人员与仓储部门交接并办理入库手续，完成药品入库。表2-2-2和表2-2-3分别为验收记录和拒收记录的一个示例。

表2-2-2　××医药有限公司验收记录

药品名称	供货单位	剂型	规格	生产厂商	上市许可持有人	批准文号	批号	有效期至	验收数量	拒收数量	验收结果

验收人员：　　　　　　　　　　　　　　验收日期：

表 2-2-3　××医药有限公司拒收记录

药品名称	供货单位	剂型	规格	生产厂商	上市许可持有人	批准文号	批号	有效期至	拒收数量	拒收原因
收货人员/验收人员：				日期：						

【小提示】

冷链药品储运对温度控制要求较高，所以在对冷链药品进行验收时，应严格按照 GSP 要求，在冷库内完成。对于不符合规定需要拒收的冷链药品应隔离存放于符合温度要求的环境中，并报质量管理部门处理。

【知识链接】

GSP

第七十六条　验收药品应当按照药品批号查验同批号的检验报告书。供货单位为批发企业的，检验报告书应当加盖其质量管理专用章原印章。检验报告书的传递和保存可以采用电子数据形式，但应当保证其合法性和有效性。

第七十七条　企业应当按照验收规定，对每次到货药品进行逐批抽样验收，抽取的样品应当具有代表性：

（一）同一批号的药品应当至少检查一个最小包装，但生产企业有特殊质量控制要求或者打开最小包装可能影响药品质量的，可不打开最小包装；

（二）破损、污染、渗液、封条损坏等包装异常以及零货、拼箱的，应当开箱检查至最小包装；

（三）外包装及封签完整的原料药、实施批签发管理的生物制品，可不开箱检查。

第七十八条　验收人员应当对抽样药品的外观、包装、标签、说明书以及相关的证明文件等逐一进行检查、核对；验收结束后，应当将抽取的完好样品放回原包装箱，加封并标示。

第七十九条　特殊管理的药品应当按照相关规定在专库或者专区内验收。

第八十条　验收药品应当做好验收记录，包括药品的通用名称、剂型、规格、批准文号、批号、生产日期、有效期、生产厂商、供货单位、到货数量、到货日期、验收合格数量、验收结果等内容。验收人员应当在验收记录上签署姓名和验收日期。

中药材验收记录应当包括品名、产地、供货单位、到货数量、验收合格数量等内容。中药饮片验收记录应当包括品名、规格、批号、产地、生产日期、生产厂商、供货单位、到货数量、验收合格数量等内容，实施批准文号管理的中药饮片还应当记录批准文号。

验收不合格的还应当注明不合格事项及处置措施。

第八十一条　企业应当建立库存记录，验收合格的药品应当及时入库登记；验收不合格的，不得入库，并由质量管理部门处理。

第八十二条　企业按本规范第六十九条规定进行药品直调的，可委托购货单位进行药品验收。购货单位应当严格按照本规范的要求验收药品，并建立专门的直调药品验收记录。验收当日应当将验收记录相关信息传递给直调企业。

思考与练习

1. 为什么需要规定药品验收的时限？
2. 简述冷链药品验收操作。
3. 简述药品验收的目的和意义。

§2－3　药品收货验收异常情况的判断和处理

学习目标

1. 熟悉药品收货验收中的异常情况的判断。
2. 了解药品收货验收中异常情况的处理。

药品入库作为医药商品流通的重要环节，包括收货和验收两个环节，这两个环节是保证入库药品质量，防止假药、劣药流入市场的关键。在企业实际操作中，经常会出现一些异常情况，这就需要收货人员和验收人员正确判断异常情况，并按照相关规定及时处理，保证药品入库过程正常运行。

一、药品收货验收异常情况的判断

1. 单据不全或与实物不符

（1）单据不全。

单据包括采购记录、随货同行单、药物检验报告、进口药品的相关证明文件等。药品到货时收货人员首先索取随货同行的单据，查验本单位采购记录，无随货同行单或无采购记录应当拒收。无药检单或其他相关证明文件的，收货人员应向供货单位索要相关单据后再行处理。

（2）随货同行单不符合要求。

1）随货同行单样式多样且与企业备案的样式不同。

2）随货同行单手写或用普通白纸打印。一般来说，药品生产经营企业提供的应是正规多联票据打印的随货同行单。

3）随货同行单所盖公章不符合规定，并非供货单位出库专用章原印章或印章未在企业备案。

4）随货同行单样式过期或经鉴别为假。

5）随货同行单格式不规范或内容不全。

6）随货同行单内容有误，如供货单位名称有误、药品金额计算错误等。

想一想

随货同行单的重要性是什么？

（3）随货同行单、采购记录与到货药品不符。

收货人员应仔细核对随货同行单与采购记录的有关内容，并与实物核对。

1）对于随货同行单内容中，除数量以外的其他内容与采购记录、药品实物不符的，经供货单位确认并提供正确的随货同行单后，方可收货。

2）对于随货同行单与采购记录、药品实物数量不符的，经供货单位确认后，应当由采购部门确定并调整采购数量后，方可收货。

3）供货单位对随货同行单与采购记录、药品实物不相符的内容，不予确认的，应当拒收，存在异常情况的，报质量管理部门处理。

4）随货同行单与实物产地、数量、规格、批号、生产日期、批准文号等信息不符的，应当拒收并通知采购部门处理。

（4）药品检验报告书不符。

验收人员验收时发现药品检验报告书内容模糊，质量检验章原印章模糊或与备案不同，药检单与实物的品名、批号等不相符时，应将药品转移至待处理区，并向采购部门索要清晰合规的药品检验报告书，再重新验收。

2. 运输条件不符

药品到货时，首先检查交通运输情况，根据 GSP 要求对运输工具是否是封闭式货车、温度告知状况以及其他运输管理要求进行核查。若发现运输条件不符应及时上报相关部门处理。

（1）检查车厢是否封闭，如发现车厢内有雨淋、腐蚀、污染等情况，应及时通知采购部门并报质量管理部门处理。

（2）检查启运时间是否符合采购订单约定的在途时限，尤其是冷链运输需要严格按照经过验证的在途时限进行运输，不符合要求的应及时报质量管理部门处理。

（3）委托运输的承运方式、承运单位、启运时间等信息与采购订单内容不一致的，应通知采购部门并报质量管理部门处理。

（4）冷链药品到货时，若未按规定使用冷藏车或冷藏箱、保温箱运输药品，或在药品运输过程中温度过程记录异常，发生“断链”的，应拒收并报质量管理部门进一步核查处理。

【小提示】

冷链运输的原则是：快装快运、轻装轻卸、防热防冻、平稳运输。在冷链运输过程中，温度波动是引起药品质量变化的主要原因，所以运输工具应具有良好的性能，在规定时间内稳定保持低温状态，不“断链”。

3. 包装、标签和说明书异常

收货人员需检查药品外包装是否完好，检查运输储存包装封条是否有损坏。外包装出现破损、污染、标识不清、挤压、受潮等情况，应拒收，并通知采购部门进行处理。检查包装上是否清晰注明药品名称、规格、批号、生产厂家、批准文号、生产日期、有效期、储藏条件、包装规格及储运图示标识等，并与随货同行单对照，若不吻合，应当拒收，并通知采购部门进行处理。

验收人员抽样检查至最小包装，若发现最小包装印字不清、封口不严密、破损、污染、渗液等，验收结果为不合格，应拒收并告知采购部门。查看标签及说明书时，应确认药品的通用名称、规格、批号、批准文号、上市许可持有人、生产企业等内容是否与大小包装相符，若不相符，应上报质量管理部门处理。

4. 药品外观形状问题

（1）验收人员发现污染变质的药品，应拒收。

（2）验收人员对液体药品要重点检查，发现本应澄清液体有混浊、沉淀、分层等情况时，要待验处理。

（3）对溶液型注射剂加强可见异物检查，发现不合格者拒收。

（4）大批量来货有整件被开箱过的痕迹，在检查中需要加大抽样比例，贵重药品有大批量的整件开箱建议拒收。

（5）对中药材和中药饮片加强外观性状检查，发现混淆品和伪品应拒收。

5. 其他情况

药品有运输防护包装的，装卸人员将药品运输防护包装拆除，再进行堆码，收货人员检查外包装是否完好。企业未按照规定加印中国药品电子监管码或监管码印刷不符合要求造成设备无法扫描识别的，应拒收；监管码信息与药品包装信息不符的，应向供货单位查询，未得到确认之前不得入库。

二、药品收货验收异常情况的处理

1. 填写拒收报告单

当购进药品出现异常情况时，收货人员和验收人员应及时联系采购部门或上报质量管理部门等待处理。填写的药品拒收通知单（见表 2－3－1）一式三份，并报质量管理部门确认。质量管理部门签字确认并将处理意见返回相关人员，确认合格的，正常入库；确认不合格的，保管人员在药品拒收通知单上签字确认并对药品进行临时保管。

销后退回药品验收发现质量问题，验收人员填写药品质量问题报告确认单一份，报质量管理部门确认。质量管理部门确认不合格的，按不合格药品管理的制度与程序处理。

表 2-3-1　　药品拒收通知单

品名		规格		数量	
剂型		有效期至		批号	
供货单位		生产企业		进货凭证	
上市许可持有人		验收时间			
质量问题	验收人员：　年　月　日				
业务部门意见	负责人：　年　月　日				
质量部门意见	负责人：　年　月　日				

2. 转移药品至规定库区

对于拒收的药品，不能随意放置，应按照规定和品种特性的要求，放至相应的库区并与其他药品有效隔离，等待下一步处理。品种特性要求是指药品的温度特性、储存分区管理、特殊管理药品等要求。如拒收冷冻、冷藏药品应将其转移至冷库待处理区临时保存，阴凉储存药品应在阴凉库临时保管，怕光药品应转移至凉暗处，特殊管理药品应转移至特殊管理药品专用待验区域并符合安全控制要求。表 2-3-2 为各库区温度要求。

表 2-3-2　　各库区温度要求

库区	温度
常温库	10 ~ 30 ℃
阴凉库	不高于 20 ℃
凉暗库	在阴凉库基础上避光
冷藏库	2 ~ 8 ℃
冷冻库	-25 ~ -10 ℃

想一想

发现质量问题为何不立即拒收，而是要上报质量管理部门等待处理意见？

思考与练习

1. 为了保证冷藏药品运输过程的质量，其运输时有何要求？
2. 简述药品流通企业的库区划分。
3. 不同类型的药品说明书的内容是否相同？

实训项目2　药品的收货

一、实训目的

1. 能按GSP要求完成药品收货。
2. 能正确填写收货记录。

二、器材准备

托盘、整件药品、散件药品、冷链药品、冷藏箱、小推车、采购记录、随货资料、收货记录表。

三、实训内容与步骤

1. 普通药品收货

（1）索取单据。

（2）检查运输工具和运输状况，包括车厢状况、运输时限及委托运输信息。

（3）核查随货资料，核对采购记录与随货同行单，核对随货同行单与实物，做到票、账、货相符。

（4）拆除运输防护包装，检查外包装是否完好，堆码转移至待验区域。

（5）对于异常情况，如随货同行单据不完整、外包装破损等情况应拒收，并通知采购管理部门处理。

（6）填写普通药品收货记录。

2. 冷链药品收货

（1）查验冷藏车、车载冷藏箱或保温箱到货时的温度数据，导出、保存并核查运输过程和到货时的温度记录，完成冷链运输交接单的填写。

（2）核查随货资料，核对采购记录与随货同行单，核对随货同行单与实物，做到票、账、货相符。

（3）拆除运输防护包装，检查外包装是否完好，转移至冷库待验区域。

（4）对于异常情况，如“断链”、单据不符、外包装破损等情况应拒收，并通知采购部门或上报质量管理部门处理。

（5）填写冷链药品收货记录。

3. 相关单据

采购记录、随货同行单、检查报告、冷链药品运输交接单、生物制品批签发合格证、进口药品注册证等以及收货记录。表S－2－1、表S－2－2、表S－2－3、表S－2－4分别为采购记录、随货同行单、冷链药品运输交接单和收货记录的一个示例。

表 S-2-1　　××医药有限公司采购记录

采购员：　　　　　　　　　　采购日期：

供货单位：××有限公司

序号	药品名称	剂型	规格	生产厂商	批准文号	上市许可持有人	单位	数量	单价（元）	金额（元）

表 S-2-2　　××医药有限公司随货同行单

收货单位：××医药有限公司　　　　　　　　编号：

收货地址：　　　　　　　　　　　　　　　　发货日期：

序号	药品名称	生产厂商	批准文号	规格	上市许可持有人	数量	金额（元）	生产日期	批号	有效期至

制单：　　　　发货：　　　　签收：　　　　收货日期：

表 S-2-3　　冷链药品运输交接单

日期：

<table>
<tr><td>供货单位</td><td colspan="5"></td></tr>
<tr><td>购货单位</td><td colspan="5"></td></tr>
<tr><td rowspan="2">药品简要信息</td><td>药品名称</td><td>规格</td><td>生产企业</td><td>批号</td><td>数量</td></tr>
<tr><td></td><td></td><td></td><td></td><td></td></tr>
<tr><td>温度控制要求</td><td colspan="2"></td><td>温度控制设备</td><td colspan="2"></td></tr>
<tr><td>运输方式</td><td colspan="2"></td><td>运输车辆车号</td><td colspan="2"></td></tr>
<tr><td>启运时间</td><td colspan="2"></td><td>启运温度</td><td colspan="2"></td></tr>
<tr><td>保温期限</td><td colspan="2"></td><td>随货同行单编号</td><td colspan="2"></td></tr>
<tr><td>发货人签字</td><td colspan="2"></td><td>运货员签字</td><td colspan="2"></td></tr>
<tr><td>备注</td><td colspan="2"></td><td>送货人</td><td colspan="2"></td></tr>
<tr><td colspan="6">以上信息发运时填写</td></tr>
<tr><td colspan="6">以下信息收货时填写</td></tr>
<tr><td>到达时间</td><td colspan="2"></td><td>到达时温度</td><td colspan="2"></td></tr>
<tr><td>接收人签字</td><td colspan="5"></td></tr>
<tr><td>备注</td><td colspan="5"></td></tr>
</table>

表 S－2－4　　××医药有限公司收货记录

药品名称	供货单位	剂型	规格	生产厂商	上市许可持有人	批准文号	批号	有效期至	收货数量	拒收数量	收货评定
收货人：				收货日期：							

四、实训测评

按表 S－2－5 所列评分标准进行测评，并做好记录。

表 S－2－5　　实训评分标准

序号	考核内容	考核标准	配分	得分
1	普通药品收货	索取送货单据、采购记录、药品检验报告书等资料	10	
		检查运输工具和运输状态，检查车厢、车牌号、运输时限、委托运输信息	10	
		核对随货同行单与采购记录	5	
		核对随货同行单与实物	10	
		检查药品外包装六个面	5	
		将核对无误的药品放置待验区域，异常问题药品放置待处理区	10	
2	冷链药品收货	索取冷链药品运输交接单、冷链过程温度记录，检查在途温度	10	
		拆除冷链药品运输防护包装	5	
		随货同行单、冷链药品运输交接单、冷链过程温度记录上签字，签订日期交接	10	
		冷链药品放置冷库待验区域	5	
3	收货记录	制作收货记录，签字及日期	10	
4	拒收	填写拒收单，写明拒收原因，签字及日期	10	
合计			100	

实训项目3　药品的验收

一、实训目的

1. 能按 GSP 要求完成药品验收。
2. 能正确填写验收记录。

二、器材准备

整件药品、散件药品、托盘、小刀、抽样标签、胶带、封箱器、冷链药品、防护包装、随货资料、验收记录表。

三、实训内容与步骤

1. 核对实物

核对药品、清点数量，并核对票据和货品的药品名称、规格、数量、生产批号、有效期、生产企业、批准文号、上市许可持有人等信息是否一致。

2. 查验合格证明文件

（1）查验合格证明文件是否齐全。按批号逐批查验药品的检验报告书、进口药品证明文件、生物制品批签发合格证等是否齐全。

（2）查验合格证明文件是否符合规定。生产企业供货的，需提供药品检验报告书原件；批发企业供货的，检验报告书应当加盖质量管理专用章原印章。实施批签发管理的生物制品需要生物制品批签发合格证，并加盖供货单位质量管理专用章原印章；进口药品应提供加盖供货单位质量管理专用章原印章的相关证明文件。

（3）查验合格证明文件中的信息与药品实物是否一致。

3. 抽样

（1）散件药品逐批抽样。

（2）整件药品根据到货药品数量，确定抽样数量。2 件以下（含 2 件）全部抽样，2 ~ 50 件（含 50 件）抽取 3 件，50 件以上每增加 50 件多抽 1 件，不足 50 件按 50 件计。打开抽取的整件外包装，从每件的上、中、下不同位置随机抽取 3 个样品进行检查。

4. 检查药品

（1）最小包装检查。

（2）检查标签和药品说明书。

（3）检查药品外观。

5. 封箱还原

还原整件药品并贴上“已抽样”标签。

6. 填写验收记录

表 S－3－1 和表 S－3－2 分别为验收记录和拒收记录的一个示例。

表 S－3－1　　××医药有限公司验收记录

药品名称	供货单位	剂型	规格	生产厂商	上市许可持有人	批准文号	批号	有效期至	验收数量	拒收数量	验收结论
验收人员：					验收日期：						

表 S－3－2　　××医药有限公司拒收记录

药品名称	供货单位	剂型	规格	生产厂商	上市许可持有人	批准文号	批号	有效期至	拒收数量	拒收原因
收货人员/验收人员：					日期：					

四、实训测评

按表 S－3－3 所列评分标准进行测评，并做好记录。

表 S－3－3　　实训评分标准

序号	考核内容	考核标准	配分	得分
1	验收	核对实物	5	
		查验证明文件	15	
		抽样	20	
		最小包装检查	10	
		药品标签检查	5	
		药品说明书检查	5	
		药品外观检查	5	
		药品还原、封箱贴签	10	
2	入库	将药品放置到合适的库区	5	
3	收货记录	制作验收记录，签字及日期	10	
4	拒收	填写拒收单，写明拒收原因，签字及日期	10	
合计			100	

第三章

药品的仓储管理

药品仓储是指通过仓库对药品进行储存和保管。仓储是从接收药品开始，经过检验、保管、养护、流通加工、集散、转换运输方式等多种作业，直到把药品完好地发放出去的全部过程。本章对药品仓库的类型与库区布局、药品仓库设施设备管理、药品的合理储存、药品仓库安全管理逐一进行了介绍。通过开展药品仓库的布局图绘制、液压车操作、药品堆码和药品保管四个实训项目，使学生学会对药品仓库进行分库、分区、分类管理；能根据药品数量、场地等因素选择合适的堆码方法，做到合理码放；能按 GSP 要求，正确保管药品，保证药品质量。

§3－1　药品仓库的类型与库区布局

学习目标

1. 掌握 GSP 库房分类的原则。
2. 熟悉药品仓库的库区布局。

药品仓库是保管、存储药品的建筑物和场所的总称。药品流通企业应具有与其药品经营范围、规模等相适应的场所和库房。库房的设计、布局、建造等应当符合药品储存的要求，防止药品的污染、混淆和差错。

一、药品仓库的类型

1. GSP 库房分类的原则

（1）按一般管理要求。

通常将库房分为待验库（区）、发货库（区）、退货库（区）、合格品库（区）、不合格品库（区）。经营中药饮片还应划分零货称取专库（区）。上述各库（区）均应设有明显的色标标志，色标标志为红、绿、黄三种颜色。

（2）按温湿度管理要求。

根据药品的储存条件，将库房设置为特定温湿条件的恒温库，可划分为冷库（2～8 ℃）、阴凉库（≤20 ℃）、常温库（10～30 ℃），各类库房相对湿度均应控制在35%～75%。

想一想

酮康唑乳膏的储藏要求为密封、不超过25 ℃保存。按温度要求其应存放于哪个库？

（3）按医药商品类型管理要求。

1）原料药库，用于储存各种化学原料药或中药提取物。

2）制剂药品库，用于储存化学药制剂、生化药品制剂、中成药。

3）生物制品库，用于储存疫苗、活菌制剂、抗毒素、血液制品、酶制剂等。

4）中药材库，用于储存各种中药材。

5）中药饮片库，用于储存各种中药饮片。

6）辅料库，用于储存各种制剂或炮制用辅料。

7）麻醉药品库，用于储存各种麻醉药品和一类精神药品及制剂。

8）毒性药品库，用于储存各种医疗用毒性药品及制剂。

9）放射性药品库，用于储存各种放射性药品及其制剂。

10）危险品库，用于储存易燃易爆药品中的危险品。

11）非药品库，用于储存医疗器械、保健食品、卫生用品、消毒用品等。

2. 药品仓库的种类

（1）按照仓库的主要业务职能分类。

按照仓库的主要业务职能，药品仓库分为采购仓库、批发仓库、零售仓库、加工仓库、储备仓库、中转仓库。

采购仓库是指设在药品生产区的各种采购供应企业的仓库。该仓库的主要职能为分批接收从生产部门收购的药品，经过集中和积聚再整批或分批发运各地。

批发仓库是指设在药品供应区的各种批发企业的仓库。该仓库的主要职能为将采购的药品，按照供应合同或调拨供应凭证，分批发货，并根据单位的要求，办理药品的编配、分装等业务。

零售仓库是指为保证药品日常销售而进行短期药品储存的仓库。该仓库的主要职能为将零售企业购进的药品进行短期储存，并担负药品收货、验收、分类、存储等业务。

加工仓库是指将药品储存与加工业务并在一起的仓库。该仓库的主要职能为将某些药品进行必要的挑选、分类、整理、分装、改装、组装和简单的流通加工。

储备仓库是指用来调整国民经济计划过程中可能出现的重大失调以及补救大自然灾害所造成的损失或战争急需而设立的专门仓库。该仓库的业务特点是接受和发运药品的批次较少，药品较长时间脱离周转。

中转仓库是指为适应药品在运输途中进行分运或转换运输工具而建立，作为药品短暂停留的仓库。该仓库要求有齐全的装卸设备。

（2）按照仓库建筑的技术设备条件分类。

按照仓库建筑的技术设备条件，药品仓库分为通用仓库，保温、冷藏、恒温恒湿仓库，危险品库，气调仓库。

通用仓库亦称普通仓库，此类仓库技术装备比较简单、建造比较容易、适用范围广泛。

保温、冷藏、恒温恒湿仓库，在技术设备上，设有制冷设备的冷藏库以及设有空气调节和保暖设备的恒温仓库、低温仓库、保暖仓库等都属于此类仓库。

危险品库是指用于储存易燃易爆、有毒和有辐射的药品仓库。它要求有一定特殊技术的装备和装卸、搬运、保管条件，并能对危险品有一定的防护作用。

气调仓库是指能够控制库内氧气和二氧化碳浓度的药品仓库，用于存放有控制氧气和二氧化碳浓度要求的原料药和药物制剂。

（3）按照仓库的建筑结构分类。

按照仓库的建筑结构，药品仓库分为平房仓库、多层楼房仓库、高层货架立体仓库。

平房仓库是指单层建筑仓库，其优点为建筑结构简单、造价较低、移仓作业方便，缺点为土地利用率低。

多层楼房仓库是指两层以上建筑的楼房仓库，其优点为可提高仓容量和土地利用率，缺点为建筑结构复杂、造价较高。

高层货架立体仓库亦称自动化立体仓库，是指采用几层乃至几十层高的货架储存单元药品。此类仓库可以实现计算机网络管理，实现物流仓储的自动化、智能化、快捷化、网络化、信息化。其优点是提高了土地利用率、单位面积储存量；有利于提高仓库的出入库频率，提高仓库的管理水平，容易实现“先进先出”；有利于仓储实现最合理、最有效、最经济的流动。

二、药品仓库的库区布局

1. 仓库总平面布局

仓库总平面布局要根据仓库总体设计的要求，科学、合理地设计各个区域的具体布局。按照 GSP 要求，根据仓库业务活动和工作任务的不同，仓库库区布局应包括仓储作业区、辅助作业区和行政生活区。

（1）仓储作业区。

仓储作业区是仓库的主体部分与主要业务场所，是指仓库用于药品收发、储存、整理、分类、加工、包装的场所，包括各类库房、通道及与储存作业相关的场地。仓储作业区的布置要保证药品收发迅速、装卸搬运方便、储存药品安全、仓容合理利用。

（2）辅助作业区。

辅助作业区是指辅助仓储作业的场所，主要为保证药品储存保管业务服务。一般包括存放包装材料的仓库和停放搬运装卸机械或工具的场所。辅助作业区应与仓储作业区相隔一定距离，防止辅助作业区发生事故危及存货区域。

（3）行政生活区。

行政生活区是仓库的行政管理机构和生活服务设施的所在地，包括办公室、会议室、警卫室、汽车队、食堂、浴室、文体活动室、宿舍等。行政生活区一般应与库区各作业场所隔开，并有隔离设施和单独的出入口。

2. 仓库内部布局

仓库内部主要由药品储存区、收发货作业区及作业通道组成，对其合理布局，能有效利用库房内部空间和提高库房内作业灵活性。根据货垛与通道或库墙间的关系，库区内部布局形式有横列式、纵列式、纵横式和倾斜式等。

（1）横列式布局。

横列式布局是指货垛或货架的长度方向与仓库的侧墙互相垂直。此布局优点是主要通道长且宽，副通道短，对药品的查点存取方便；通风、采光条件好，便于机械化作业。其缺点是主通道占用面积多，仓库面积的利用率会受到影响。

（2）纵列式布局。

纵列式布局是指货垛或货架的长度方向与仓库侧墙平行。此布局优点是仓储平面利用率高。其缺点是存取货物不方便，通风、采光效果不好。

（3）纵横式布局。

纵横式布局是指在同一保管场所内，横列式布局和纵列式布局兼而有之，可以综合利用两种布局的优点。

（4）倾斜式布局。

倾斜式布局是指货垛与货架的长度方向与仓库侧墙或主通道成一定夹角。倾斜式布局是横列式布局的变形。此布局的优点是便于叉车作业、缩小叉车的回转角度、提高作业效率。其缺点是造成不少死角，仓库面积利用率降低。

思考与练习

1. 按储存温度来划分，药品仓库可分为哪几类？
2. 药品仓库库区内部布局形式有哪几种？

§3－2　药品仓库设施设备管理

学习目标

1. 熟悉药品仓库的常用设施设备。
2. 了解药品仓库设施设备管理要求。

在药品的储存与养护作业中，药品仓库起着重要作用，同时也离不开设施设备的支持。仓库设施设备是指仓库进行生产和辅助作业以及保证安全作业所必需的各种机械设备的总称，包括硬件设施、软件设施、计算机系统。仓库合理配置各种软硬件设施，可提高劳动效率、减轻劳动强度、缩短药品进出库时间、改进药品堆码、维护药品质量、充分利用仓容和降低保管费用等。

一、药品仓库设施设备组成

1. 硬件设施

（1）装卸搬运设备。

装卸搬运设备是用于商品的出入库、库内堆码以及翻垛作业的工具。这类设备对改进仓储管理、减轻劳动强度、提高收发货效率具有重要作用，如起重机、叉车、皮带输送机、托盘等。

（2）保管设备。

保管设备是用于保管环节的基本设施，其完善程度是仓库维护药品质量可靠程度的标志之一。该设备包括苫垫用品，如苫布；存货用具，如货架等。

（3）计量设备。

计量设备是仓库进行药品验收、发放、库内周转以及盘点等各项业务必须采用的度量衡工具。该设备包括称量设备，如磅秤；库内量具，如卷尺等。

（4）养护设备。

养护设备是指商品进入药品仓库内，在保管过程中为防止其变质、失效而使用的设施设备。该类设备包括调节温湿度的设备，如空调；通风照明保暖设备，如排风机；避光设备等。

（5）消防安全设备。

消防安全设备是保障仓库安全必不可少的设备，如报警器等。

（6）劳动防护用品。

劳动防护用品是保障仓库职工在各项作业中身体安全的用品，如工作服等。

2. 软件设施

（1）质量管理制度。

仓库质量管理制度主要包括药品保管、养护和出库复核的管理制度，特殊药品的管理制度，药品有效期的管理制度，不合格药品、药品销毁的管理制度，药品退货的管理制度，质量事故、质量投诉的管理制度等。

（2）质量程序文件。

为落实各项质量管理制度，做好仓储保管工作，仓库还应有药品储存与养护的操作程序、药品出库复核质量控制程序、药品销后退回的处理程序、不合格药品的确认和处理程序、药品配送的程序和药品购进退出的程序等。

（3）管理记录、凭证、台账。

药品仓库常用的管理记录包括温湿度记录、养护设备使用记录、药品在库养护检查记录、药品出库复核记录；凭证包括近效期药品催调表、不合格药品申报表、药品养护档案、退货通知单；台账包括不合格药品台账、退货退回药品台账、中药饮片分装记录等。

3. 计算机系统

企业应当建立能够符合经营全过程管理及质量控制要求的计算机系统，实现药品可追溯。计算机系统各类数据的录入、修改、保存等操作应当符合授权范围、操作规程和管理制度的要求，保证数据原始、真实、准确、安全和可追溯。计算机系统运行中涉及企业经营和管理的数据，应当采用安全可靠的方式储存并按日备份，备份数据应当存放在安全场所。计算机系统还应当包括支持系统正常运行的服务器和终端机，安全稳定的网络环境、固定接入互联网的方式和安全可靠的信息平台，实现部门之间、岗位之间信息传输和数据共享的局域网，药品经营业务票据生成、打印和管理功能，符合 GSP 要求及企业管理实际需要的应用软件和相关数据库。

二、药品仓库设施设备管理要求

1. GSP 对药品仓库设备管理要求

GSP 规定库房应当配备以下设施设备：

（1）药品与地面有效隔离的设备。

（2）避光、通风、防潮、防虫、防鼠等设备。

（3）有效调控温湿度及室内外空气交换的设备。

（4）自动监测、记录库房温湿度的设备。

（5）符合储存作业要求的照明设备。

（6）用于零货拣选、拼箱发货操作及复核的作业区域和设备。

（7）包装物料的存放场所。

（8）验收、发货、退货的专用场所。

（9）不合格药品专用存放场所。

（10）经营特殊管理药品符合国家规定的储存设施。

经营中药材、中药饮片的企业应当有专用的库房和养护工作场所，直接收购地产中药材的企业应当设置中药样品室。经营冷藏、冷冻药品的企业，应当配备以下设施设备：与其经营规模和品种相适应的冷库，经营疫苗的应当配备两个以上独立冷库；用于冷库温度自动监测、显示、记录、调控、报警的设备；冷库制冷设备的备用发电机组或者双回路供电系统；对有特殊低温要求的药品，应当配备符合其储存要求的设施设备；冷藏车及车载冷藏箱或者保温箱等设备。

2. 仓库设施设备管理

仓库设施设备管理要求做到有条不紊、使用方便、精心养护、检修及时、不丢不损、专人专管、职责分明、账务相符等。在使用时要注意合理选择设备，遵守操作规程和相关规则制度；合理负荷，按核定标准使用；持证上岗；做好日常维修保养，管理人员要随时了解设施设备的运转情况，及时做好对设施设备的清洁和保养工作。

思考与练习

1. 药品仓库可以分为哪些种类？
2. GSP 规定药品仓库应当配备哪些设施设备？

§3-3　药品的合理储存

学习目标

1. 掌握药品分库、分区、分类储存方法。
2. 掌握药品仓库色标管理。
3. 熟悉药品堆码方式和要求。

药品仓库储存的药品品种繁多，批次不一，性能各异，而且仓储作业过程的内容不尽相同。因此，企业应将仓库的作业区进行划分、布置，然后根据药品的质量特性选择适宜的存放地点，对药品进行合理储存，以保证药品质量。

一、药品的分库、分区、分类储存方法

1. 药品分库

（1）根据药品的性质和类型进行分库储存。

中药饮片、生物制品、体外诊断试剂、化学原料药以及实行专库储存的特殊药品和危险药品等必须分库储存。

（2）根据温度要求进行分库储存。

需要冷藏储存、阴凉储存和常温储存的药品，必须进行分库。

2. 药品分区

码放在同一类型仓库的药品，按照类别、性质和储存数量，结合仓库建筑、库内布局和设备条件等因素，将储存场所划分为若干库区，并规定某一库区存放某一类药品。如阴凉库，可按类别划分为阴凉普通药品区、阴凉外用药品区、阴凉保健食品区、阴凉医疗器械区等。

3. 药品分类

（1）按药品的剂型进行分类储存。

可将不同剂型的药品，如片剂、胶囊剂、糖浆剂、栓剂、软膏剂、针剂、酊剂等分库或

分区储存。

（2）按药品的性质进行分类储存。

按GSP的要求，药品与非药品、外用药与其他药品分开存放，中药材与中药饮片分库存放，特殊管理的药品应当按照国家有关规定储存，拆除外包装的零货药品应当集中存放；麻醉药品、一类精神药品可存放于同一专用仓库内，医疗用毒性药品应专库存放，放射性药品应储存于特定的专用仓库内；药品中的危险品应存放在专用危险品区内；品名或外包装容易混淆的品种应分区或隔垛存放。

4. 货位编号

货位编号是在分区分类的基础上，将存放药品的货位按顺序进行统一编号，做好标记，便于识别。明显、清晰的货位编号使药品存放位置一目了然，提高了仓储作业率。

货位编号方法虽然目前没有统一样式，但可以符合“标记明显易找，编排循规有序”的要求进行。货位编号方法可采用“四号定位”法，即“库区—货架—层次—列”的编排方法，具体方法如下：库区号，整个仓库的库房编号；货架号，面向货架从左至右编号；层次号，从下层向上层依次编号；列号，面对货架从左侧起横向依次编号。如1－3－5－6即指1号库房、3号货架、第5层、第6列。

练一练

请说明货位编号为3－6－8－1药品的定位。

二、药品堆码

药品堆码是指仓储药品堆存的形式和方法。合理的药品堆码，应遵循安全、节约、方便的原则进行。

1. 堆码方式

药品的堆码可根据药品的种类、性质、规格、包装、体积、重量以及存放场所、设备条件和不同季节采取不同的堆码方式。常见的堆码方式有以下4种。

（1）直码法。

直码法是指整整齐齐地把上一层整件药品按同一方向摆在下一层药品的上面。本法便于码垛和统计，适用于小批量药品。

（2）压缝堆码法。

压缝堆码法是指把上一层药品包装交叉放在下一层药品包装上，上层药品包装将下层两药品包装间的竖向缝隙压住，增加货垛的稳定性。本法适用于堆放长方形箱装药品，稳定性较好。

（3）货架堆码法。

货架堆码法主要适用于零货药品或进出频繁而数量又不大的药品，采用平铺直码方式，要求中文名称正向向外，上下整齐。

（4）托盘堆码法。

托盘堆码法是以托盘为堆货的基本单元，用叉车作业的一种方法。在药品仓库中，大型仓库多采用托盘堆码与垛堆相结合的方法。

2. 堆码要求

（1）“五距”：即药品的堆垛应留一定距离，垛间距不小于 5 cm；药品与墙的间距不小于 30 cm；药品与屋顶（房梁）的间距不小于 30 cm；药品与库房散热器或供暖管道的间距不小于 30 cm；药品与地面的间距不小于 10 cm。

（2）“五不靠”：即四周不靠墙，不靠柱，不靠顶，不靠棚，不靠灯。

（3）“三不倒置”：即轻重不倒置，软硬不倒置，标志不倒置。

（4）“三条直线”：即上下垂直，左右垂直，前后垂直。

（5）“三个用足”：即面积用足，高度用足，荷重定额用足。

（6）“不成死垛”：即一货垛不被另一货垛围死。

3. 堆码的注意事项

（1）药品应按批号堆码，不同批号的药品不得混垛。

（2）堆垛时，要充分发挥仓库使用效能，尽量节约仓容量。

（3）每一垛药品都应堆成活垛，使每垛药品有利于出库、盘点、养护等作业。

（4）堆码时应注意轻拿轻放，切勿倒置，保护药品和包装。

（5）质地较重、体积庞大而又不需久储的药品应堆放在离装卸地点较近的区场中；药质较轻者可堆放在中心区场并尽量堆高。

三、色标管理

1. 三色

三色的含义是：绿色表示合格，黄色表示待验，红色表示不合格。三色标牌以底色为准，文字可用白色或黑色表示，以防止出现色标混乱。三色色标管理具体对应的库区为：发货库（区）、合格品库（区）、零货称取专库（区）为绿色色标；待验库（区）、退货库（区）为黄色色标；不合格品库（区）为红色色标。

2. 五区

药品批发企业和药品零售连锁企业仓库应根据 GSP 要求划分为待验药品区、退货药品区、合格药品区、待发货药品区和不合格药品区五个区。

思考与练习

1. 何谓药品堆码？药品堆码应遵循什么原则？

2. 三色色标管理具体对应的库区是什么？

§3-4　药品仓库安全管理

学习目标

1. 熟悉药品仓库消防安全管理。
2. 了解库房楼的安全载荷。

药品仓库安全管理，要以预防事故为中心，进行预先安全分析与评估，如药品堆码时要做到不超过仓库地面负荷能力，不压坏药品和包装。GSP也要求库房要有可靠的安全防护措施，要严格控制各种火灾因素，制定好防火措施等。

一、库房楼的安全载荷

1. 药品堆垛层高安全

为了不超过仓库地面的负荷能力及库房高度，必须进行可堆层数的计算。

（1）货垛不超重可堆层数的计算。

货垛不超重可堆层数是以一件商品的占地面积计算，公式为：

$$\text{不超重可堆层数}=\frac{\text{每件商品实占面积（m}^2\text{）}\times\text{每平方米核定载重量（kg）}}{\text{每件商品的毛重（kg）}}$$

练一练

一件药品面积为0.55 m×0.46 m，毛重50 kg，每平方米核定载重量1 600 kg，其不超重可堆层数为多少层？

（2）货垛不超高可堆层数的计算。

货垛不超高可堆层数是指货垛留出必要的顶距以后的可堆层数，公式为：

不超高可堆层数=（库房实际高度－顶距－地距）（m）/每件药品高度（m）

练一练

每层建筑房的中间仓层，高度为5 m，储存药品每件高度为0.32 m，其不超高可堆层数为多少层？（提示，未留地距，不需减去）

2. 库房楼、地面的安全载荷

库房楼、地面的安全载荷就是库房的载重量，表示每平方米库房楼、地面所能承担药品在静止状态下的重量能力，单位是t/m^2或kg/m^2。除了堆垛时不能超载之外，还不允许将药品从货垛高处推下，直接撞击地面，因为药品从货垛顶甩下着地时地面所受的力要比原来设计的大，如这力超过库房载重量时，容易发生事故。

库房载重量利用程度是用载重量利用率来表示的。公式为：

$$载重量利用率 = 货垛实占面积上每平方米实际载荷/库房载重量（t/m^2）\times 100\%$$

货垛实占面积上每平方米实际载荷，公式为：

$$每平方米实际载荷 = 储存药品重量（t）/（可堆货面积 - 空仓面积）（m^2）$$

如果先核定载重量利用率的标准，则公式为：

$$每平方米实际载荷 = 库房载重量（t/m^2）\times 载重量利用率$$

二、药品仓库消防安全管理

1. 消防安全措施

（1）仓库要求。

药品仓库应设在周围建筑不相毗连的独立建筑内；药品仓库的耐火等级不低于二级，多层仓库耐火等级为一级，耐火等级低于三级时，不得存放易燃物品。

（2）人员要求。

药品仓库内一律严禁吸烟；严禁携带火种、危险品进入存货区；遵守安全工作的各项规章制度，按标准操作规程进行作业；掌握各种安全知识和技能。

（3）储存要求。

为避免仓库发生火灾，对易燃易爆的医药产品要做到：

1）不燃的药品或不含易燃、氧化剂等的药品不得与乙醇、丙酮、甲醇、乙醚、高锰酸钾等危险药品混放，应分间或分隔储存。

2）苦味酸、大量的硝酸甘油片剂等药品应单独存放。

3）高锰酸钾、重铬酸钾、过氧化氢等氧化剂不得与其他药品混放，前两者与过氧化氢也应分开存放。

4）中药材及中药饮片应定期翻垛散热，以防止自燃。

2. 常用消防安全设备

消防安全设备是指用于灭火、防火以及预防火灾事故的设备。要定点摆放，定期普查、巡查消防安全设备，保证处于完好状态。

（1）消火栓。

消火栓是指与供水管网连接，由阀门、出水口和壳体等组成的消防供水装置。每个消火栓应配有数条合适的水龙带和消防水枪。水的灭火作用是冷却和窒息，但不适于油类及电器着火。

（2）灭火器。

灭火器是一种可携式灭火工具。灭火器内放置化学物品，用以扑灭火灾。灭火器是常见的防火设施之一，不同种类的灭火器内装填的成分不一样，是专为不同的火灾起因而设的。

1）二氧化碳灭火器。适用于贵重药品、易燃药品、精密仪器、油类、电气设备等火灾，但不能用于扑灭金属钾、钠、镁等物质火灾。使用二氧化碳灭火器时，如在室外使用，应选择在上风方向喷射，并且手要放在钢瓶的木柄上，防止冻伤；如在室内窄小空间使用，灭火后操作者应迅速离开，以防窒息。

2）泡沫灭火器。适用于扑救一般 B 类火灾，如油制品、油脂等火灾，也可适用于 A 类火灾，但不能扑救 B 类火灾中的水溶性可燃、易燃液体的火灾，如醇、酯、醚、酮等物质火灾；也不能扑救带电设备及 C 类和 D 类火灾。使用时手提式灭火器应始终保持倒置状态，否则会中断喷射。

3）干粉灭火器。适用于扑救各种液体、气体和电气设备火灾。使用时如条件许可，使用者可提着灭火器沿着燃烧物的四周边走边喷，使干粉灭火剂均匀地喷在燃烧物的表面，直至将火焰全部扑灭。

4）清水灭火器。清水灭火器中的灭火剂为清水，它主要依靠冷却和窒息作用进行灭火。适用于扑救固体物质的初起火灾。

（3）灭火沙箱。

沙子一般采用细河沙，不得有石子、纸张和垃圾等，并配备必要的铁铲、水桶等消防工具置于沙箱旁。沙子适用于盖熄少量易燃液体及不能用水或液体灭火器扑救的物质。

（4）破拆工具。

破拆工具主要有消防斧、铁锹、火钩等，应摆设在室外不受雨淋的固定位置，除消防外不得挪作他用。

（5）火灾报警设备。

为及时扑灭火灾，仓库可安装火灾报警装置，如手动火灾报警按钮、消防警铃、烟感、温感等。

3. 灭火方法

当药品仓库不慎发生火灾时，除按一般消防措施，如切断电源、搬移可燃物品等外，还必须根据药品特性，采取相应灭火方法。

（1）隔离灭火法。

隔离灭火法是将正在燃烧的物质和周围未燃烧的可燃物质隔离或移开，中断可燃物质的供给，使燃烧因缺少可燃物而停止。具体方法有：

1）把火源附近的可燃、易燃易爆和助燃物品搬走。

2）关闭可燃气体、液体管道的阀门，以减少和阻止可燃物质进入燃烧区。

3）设法阻拦流散的易燃、可燃液体。

4）拆除与火源相毗连的易燃建筑物，形成防止火势蔓延的空间地带。

（2）冷却灭火法。

冷却灭火法是将灭火剂直接喷射到燃烧的物体上，以降低燃烧的温度于燃点之下，使燃烧停止，或将灭火剂喷洒在火源附近的物质上，使其不因火焰热辐射作用而形成新的火点。最常用的冷却灭火剂是水。

（3）窒息灭火法。

窒息灭火法是阻止空气流入燃烧区或用不燃物质冲淡空气，使燃烧物得不到足够的氧气而熄灭。具体方法有：

1）用沙土、湿麻袋、湿棉被等不燃或难燃物质覆盖燃烧物。

2）用水蒸气或氮气、二氧化碳等惰性气体灌注发生火灾的容器、设备。

3）密闭起火建筑、设备和孔洞。

（4）抑制灭火法。

抑制灭火法也称化学中断法，它是利用含氟、溴的化学灭火剂喷射火焰，让灭火剂参与到燃烧反应，使游离基的连锁反应中断，从而达到灭火的目的。

思考与练习

1. 对易燃易爆医药产品的消防措施有哪些？
2. 常用灭火器有哪些？分别适用于扑灭哪类火灾？

实训项目 4　药品仓库的布局图绘制

一、实训目的

1. 会对药品仓库进行库区分布。
2. 会对药品仓库进行分区布置。

二、器材准备

模拟药品库房实训室、若干药品、实训报告纸。

三、实训内容与步骤

1. 实训内容

（1）画出药品仓库的库区分布。

（2）画出药品仓库作业区布局。

2. 实训步骤

（1）观看药品仓库平面图。

（2）以实训室模拟药品仓库，按组测量实训室使用面积，以 1∶100 比例画出仓库平面图。

（3）根据仓库布局的相关知识，画出药品仓库的库区分布：仓储作业区、辅助作业区、行政生活区，其中仓储作业区中设置常温库和阴凉库，两者比例为 6∶4。

（4）根据药品分区的原则画出合格品区、不合格品区、待验区、退货区、发货区，并用色标标出相应区域。

四、实训测评

按表 S－4－1 所列评分标准进行测评，并做好记录。

表 S－4－1　　实训评分标准

序号	考核内容	考核标准	配分	得分
1	着装	按要求着装，佩戴胸卡，规范整洁	10	
2	测量实训室使用面积	面积测量正确	10	
3	仓库平面图	1∶100 比例正确，图示清楚	20	
4	药品仓库的库区分布	库区分布合理，图示清楚	20	
5	药品分区	三色五区正确，图示清楚	30	
6	7S 管理	7S 要求	10	
合计			100	

实训项目5　液压车操作

一、实训目的

1. 会正确操作手动液压车。
2. 会药品码垛操作。

二、器材准备

模拟药品库房实训室（常温库、阴凉库）、手动液压叉车1辆、塑料托盘1只、整件药品10箱（规格：长×宽×高=458 mm×437 mm×300 mm）、实训报告纸。

三、实训内容与步骤

1. 实训内容

用手动液压车将验收合格的药品移至常温库。

2. 实训步骤

（1）核对入库通知单。根据所给的入库通知单仔细核对药品名称、规格、数量、批准文号及有效期，保持货单一致。

（2）托盘堆码。将核对正确的药品（整件）码放在托盘上。

（3）手动液压车操作。将叉车插入托盘，将药品移至常温库。

四、实训测评

按表S-5-1所列评分标准进行测评，并做好记录。

表S-5-1　　实训评分标准

序号	考核内容	考核标准	配分	得分
1	着装	按要求着装，佩戴胸卡，规范整洁	10	
2	核对入库通知单	正确核对入库通知单	20	
3	托盘堆码	（1）药品码放正确 （2）安全、牢固	30	
4	手动液压车操作	（1）手动液压车操作正确 （2）药品放置常温库正确 （3）安全	30	
5	7S管理	7S要求	10	
合计			100	

实训项目 6 药品堆码

一、实训目的

通过实训，会用不同的堆码方式对药品进行堆码。

二、器材准备

模拟药品库房实训室（常温库）、整件药品 20 箱（两个批号）、零货药品若干（不同药品）、货架、塑料托盘 2 只、实训报告纸。

三、实训内容与步骤

1. 实训内容
药品堆码。
2. 实训步骤
（1）用直码法堆垛整件药品。
（2）用压缝堆码法堆垛整件药品。
（3）用货架堆码法堆码零货药品。

四、实训测评

按表 S－6－1 所列评分标准进行测评，并做好记录。

表 S－6－1　　实训评分标准

序号	考核内容	考核标准	配分	得分
1	着装	按要求着装，佩戴胸卡，规范整洁	10	
2	直码法	（1）堆码方法正确 （2）五距、五不靠、三不倒置、三条直线 （3）安全、稳固	30	
3	压缝堆码法	（1）堆码方法正确 （2）五距、五不靠、三不倒置、三条直线 （3）安全、稳固	30	
4	货架堆码法	堆码方法正确	20	
5	7S 管理	7S 要求	10	
合计			100	

实训项目 7　药品保管

一、实训目的

通过实训，会对入库药品进行科学规范管理，正确、合理地储存药品，保证药品储存质量。

二、器材准备

模拟药品库房实训室（常温库、阴凉库、冷库各五区）、若干药品、搬运设备、药品质量验收单、药品保管卡、实训报告纸。

三、实训内容与步骤

1. 实训内容

药品保管。

2. 实训步骤

（1）单据核对。药品保管人员凭验收人员签字或盖章入库凭证和随货同行凭证办理收货，收货时需核对药品品名、规格、批号、数量、有效期等。对单货不符、质量异常、包装不牢或破损、标识模糊或有其他问题的药品，应拒收并报质量管理部门处理。待质量管理部门确认后，将药品移入不合格药品区。

（2）移入库区。药品保管人员将验收合格的药品按药品的温湿度要求储存于相应的库区中。

（3）分类储存。药品保管人员根据 GSP 要求对药品进行分类存放。

（4）药品堆垛。按药品外包装标识图正确堆垛，堆垛规范、合理、整齐、牢固、无倒置现象。

（5）填写记录。药品保管人员应熟悉药品保管卡的使用，正确填写该卡内容，见表 S－7－1。

表 S－7－1　　药品保管卡

货号			品名			规格	
包装			批号			有效期	
月	日	摘要	收入	发出	结存	经办人	货位

四、实训测评

按表 S－7－2 所列评分标准进行测评，并做好记录。

表 S－7－2　　实训评分标准

序号	考核内容	考核标准	配分	得分
1	着装	按要求着装，佩戴胸卡，规范整洁	10	
2	单据核对	（1）正确核对单据 （2）会正确处理有问题药品	20	
3	移入库区	会根据药品储存温度要求将药品移入相应库区	20	
4	分类储存	（1）药品与非药品、外用药与其他药品分开存放，中药材与中药饮片分库存放 （2）特殊管理药品与贵细中药材实行专库存放，双人双锁保管，专账记录	20	
5	药品堆垛	按药品外包装标识图正确堆垛	10	
6	填写记录	正确填写记录	10	
7	7S 管理	7S 要求	10	
合计			100	

第四章 药品的在库养护

药品的在库养护是药品仓储作业流程的中心环节，也是保证药品在库期间质量的重要环节。在库药品应建立药品养护档案，贯彻“以防为主”的原则。本章对在库养护的认知、药品的在库检查、温湿度管理等内容进行了讲解，通过开展药品的在库养护的实训项目，使学生学会对在库的药品定期进行检查，以便采取相应的防护措施，保证药品质量。

§4－1 药品在库养护的认知

学习目标

1. 掌握药品在库养护的概念和原则。
2. 掌握药品重点养护品种。

药品在库养护工作流程可以分为药品在库、养护、温湿度管理等多个工作任务，必须遵守《中华人民共和国药品管理法》和GSP的相关规定，保证在库药品质量。

一、药品在库养护的概念和原则

1. 药品在库养护的概念

药品的在库养护是指对药品在仓库储存过程中进行的保养与维护工作。它是药品储存保管期间的一项经常性工作。

2. 药品在库养护的原则

药品的在库养护应遵循“以防为主”的原则，确保在库储存过程的质量和安全，防止燃烧、爆炸等事故的发生。

想一想

药品的在库养护包括哪些内容？

二、药品重点养护品种

药品重点养护品种范围一般包括主营品种、首营品种、冷藏冷冻药品、特殊管理药品、近效期药品、效期短的药品、近期发生过质量问题的药品、易变质的药品、药监部门重点监控的品种等。表 4－1－1 列举了部分重点养护品种。

表 4－1－1　部分重点养护品种

项目	药品
易氧化	溴化物、碘化钙、苯甲醇、硫酸亚铁、水杨酸、酚磺乙胺（止血敏）、左旋多巴、己烯雌酚、维生素 E、磺胺、对氨基水杨酸钠、安乃近、半胱氨酸、盐酸异丙嗪、松节油、维生素 A、维生素 D、维生素 C、叶酸、维生素 B_1 等
易水解	硝酸甘油、阿司匹林、葡萄糖醛酸内酯、氯霉素、四环素类、头孢菌素、盐酸普鲁卡因、巴比妥类、青霉素类等
易吸湿	氯化钙、山梨醇、甘油、乳酸、胃蛋白酶、淀粉等
易风化	硫酸钠、咖啡因、磷酸可待因等
易挥发	樟脑、薄荷脑、碘仿、酊剂、十滴水、麻醉乙醚、乙醇等
具有熔化性	以香果脂、可可豆脂为基质的栓剂，水合氯醛、樟脑、薄荷脑等
易发生冻结	鱼肝油乳、松节油搽剂、镁乳、氢氧化铝凝胶等
具有吸附性	淀粉、药用炭、白陶土、滑石粉等
具有升华性	碘、碘仿、樟脑、薄荷脑、麝香草酚等
其他	近效期品种、老批号品种、特殊管理商品（包括麻醉药品、精神药品、医疗毒性药品、放射性药品）、药品类易制毒化学品、兴奋剂、含特殊药品类复方制剂、高附加值药品等

练一练

列举 3 个冷冻药品、5 个冷藏药品、5 个特殊管理药品。

【知识链接】

医药商品在库检查与养护的目的

1. 控制在库药品的储存条件，保证药品质量。

2. 定期进行质量检查，对发现的问题及时采取有效的处理措施，即安全储存、降低损耗、保证质量。

§4－2　药品的在库检查

学习目标

1. 掌握药品在库检查的时间和方法。
2. 掌握药品养护检查的内容和要求。
3. 掌握不合格药品处理的流程。

药品在库储存期间，由于受到外界环境因素的影响，随时都可能出现各种质量变化。因此，必须定期进行药品的在库检查，以便采取相应的防护措施，保证药品质量。

一、药品在库检查的时间和方法

1. 三三四检查

按照养护计划，仓库每季度（3 个月）要对库存药品做 1 次全面检查。根据库房区域位置及放置药品的数量，将库房分为 A、B、C 三个区域，这三个区域位置存放药品分别占总库存的 30%、30%、40%左右。第 1 个月巡查 A 区域位置的药品，第 2 个月巡查 B 区域位置的药品，第 3 个月巡查 C 区域位置的药品，周而复始，每年按此顺序查 4 次。

2. 逐日检查

由养护人员每天进行检查，一天两次，分别是上午（9：30—10：30）和下午（3：30—4：30）。（个别企业内控要求疫苗库 2 次检查间隔应超过 6 h。）

3. 定期检查

由养护人员重点检查库存药品质量，每年 5—9 月是防霉保质的关键期。

4. 突击检查

当可能出现重大天气变化、重大药品事件等严重影响储存药品质量安全时，临时组织地毯式检查。

【知识链接】

药品检查方法

（1）随机检查法，即根据时间、人员、库存量等情况安排人员检查药品。该法具有灵活性高、简单的特点，但随机性大，不利于及时发现不合格药品及近效期药品。

（2）月末检查法，即结合月末盘点，组织人员检查药品质量情况。该法可以及时发现不合格及近效期药品，但一次性清查量大，比较容易出错，同时也易流于形式。

（3）季末盘点法，即季度末盘点药品时检查药品质量。该法间隔时间过长，不能及时发现不合格药品及近效期药品，容易错过最好处理时间，也易流于形式。

(4) 重点养护品种检查，需要每月1次。

二、药品在库养护检查的内容和要求

1. 一般药品养护检查的内容

(1) 检查在库药品的外观质量是否发生变化或是否存在异常情况。

(2) 检查在库药品的有效期是否在范围内。

(3) 检查库房温湿度是否符合规定要求，所有在库药品的储存是否符合其质量标准中储藏项的规定。

(4) 检查药品是否分类存放、货位编号、货垛堆码、货垛间距等是否符合要求。

(5) 检查库房是否满足防尘、防潮、防霉、防污染以及防四害等要求。

(6) 检查养护用设备、仪器及计量器具等是否运行良好。

想一想

四害指的是哪四害?

2. 一般药品养护检查的要求

药品在库检查，要求做到经常检查与定期检查、员工检查与专职检查、重点检查与全面检查相结合。一般品种每季度检查1次，特殊要求的药品则应酌情增加检查次数，并填写库存商品养护检查记录（见表4－2－1），要求查一个品种、规格，记录1次。依次详细记录检查日期、货品名称、规格、批号、货位、抽检数量、质量情况和处理意见等，做好详细记录，做到边检查、边整改，发现问题及时处理。

表4－2－1　库存商品养护检查记录

检查日期：　　　　养护人员：

货品名称	规格	数量	剂型	单位	数量	批号	有效期至	上市许可持有人/生产企业	货位	抽检数量	包装、外观质量情况	处理意见

3. 重点养护品种检查的内容

重点养护品种除满足一般药品养护检查的内容外，还应检查以下内容：

(1) 性质不稳定的药品，应采取相应的措施，如遇光易变质的药品应储存于避光容器内，置于阴凉干燥处，防止日光照射。

(2) 检查易串味的药品是否与吸附性强的药品隔离存放。

（3）危险药品在保管期间，必须熟悉各种危险药品的特性，严格执行《危险化学品安全管理条例》中的各项规定，采取适当措施，预防险情的发生。

（4）冷藏、冷冻药品的养护必须在冷库内完成。

4. 重点养护品种检查的要求

重点养护品种除满足一般药品养护检查的要求外，还应遵循以下要求：

（1）不同性质的药品应分开保管。

（2）对储存条件有特殊要求的或者有效期较短的品种应进行重点养护。

（3）药品养护人员应定期分析、每季度汇总并向质量管理部门上报重点养护品种的质量信息，同时还要结合检查工作不断总结经验，提高在库药品的保管养护水平。

三、不合格药品处理

1. 不合格药品的确认依据

（1）各级药品监管部门发布的通知或质量公告中的不合格药品。

（2）法定的药品检验机构出具的检验报告书。

（3）国家明令禁止使用或淘汰的药品。

（4）符合《中华人民共和国药品管理法》中有关假、劣药品定义的。

（5）其他不符合《药品说明书和标签管理规定》等法规的。

2. 不合格药品的处理

各岗位人员发现质量有疑问药品或不合格药品应立即在系统中进行锁定，并报告质管中心处理。

（1）在库药品保管、养护过程中发现的不合格药品或质量有疑问药品，应悬挂黄底白字的“停发查询”牌，同时在系统中进行锁定，报质管中心确认后，按确认结果摘牌或移库。

（2）将要过期失效的库存药品，计算机系统对近效期药品到有效期前 20 天（根据委托企业要求进行系统中设定）自动锁定为停止出库，若药品在到期失效之前，业务或者委托企业仍需正常销售的，需由委托企业提供质量风险评估通知质量管理员开锁，质量管理员收到质量风险评估后进行系统解锁。保管人员应在药品失效前至少 1 天将该药品移入不合格药品库（区）。

（3）储存配送过程中发现的涉及整批质量不合格的药品（如各级药品监管部门抽查、检验判定为不合格药品的，公告、发文通知查处的不合格药品及国家明令禁止使用或淘汰的药品，以及委托单位发送书面“追回/召回通知”的不合格药品），质量管理员立即在仓储管理系统（WMS）“不合格货品信息维护”和“追回记录管理”中录入相关信息，有库存的将该药品的库存质量状态调整为不合格，同时通知保管人员停止该药品的发货并将库存移入不合格药品库（区），检查是否有在途单据，并对在途药品进行冲红入不合格品库区处理。同时，系统自动对该货品的收货、验收、销售、发货等环节进行管控（不得验收入合格品库区、不得销售发货），并自动生成“召回（追回）记录”。

3. 药品的销毁流程

（1）委托企业委托销毁的药品，需委托企业（仅限药品生产企业）或者其供货单位出具的书面销毁证明或承诺销毁等统一处理的函件。

（2）已同意报损的由委托企业或者其供货单位承担相应经济损失，需销毁的不合格药品，保管人员应定期（一般情况至少每月1次）填写销毁药品清单。需委托公司销毁的，委托企业应出具加盖其公章的需销毁品种清单（同一集团内的委托企业若双方约定，可直接由保管人员定期导出待销毁不合格药品清单报质管中心及委托企业质量管理部门确认）。不合格药品的清点、封存原则上应在委托双方质量管理部门共同监督下进行（若委托企业质量管理部门已进行授权，则直接由质管中心单方面执行），仓储部门选择时间、地点、方法，在公司质管中心人员的监督下将报损药品清点、销毁或委托有资质的定点销毁单位；对于特殊管理药品要求药监部门派员监督销毁或请药监部门统一销毁；疫苗的销毁，由负责药品监督管理的部门会同卫生行政部门监督其按规定销毁。药品销毁后要做好销毁记录，销毁记录应有所有在场人员和监督销毁人签名，并保存原始单据，如涉及委托企业品种，同时复印一份供委托企业质量管理部门存档。

§4－3　温湿度管理

学习目标

1. 了解温湿度自动监测系统。
2. 熟悉常用的养护检验设备。
3. 掌握调节仓库温湿度的措施。

按照GSP的要求，在储存药品的仓库中和运输冷藏、冷冻药品的设备中配备温湿度自动监测系统。温湿度自动监测系统应当对药品储存过程的温湿度状况和冷藏、冷冻药品运输过程的温度状况进行实时自动监测和记录，有效防范储存运输过程中可能发生的影响药品质量安全的风险，确保药品质量安全。

一、养护检验设备

1. 温度及温度调节设备

温度是表示空气冷热程度的物理量。空气温度、库房温度是在药品储存时常见的表示冷热程度的物理量，库房温度会随着空气温度的变化而改变。

温度调节设备主要包括空调、药品冷藏柜、温度计等。

（1）空调。

空调即空气调节器，是指用人工手段，对建筑物内环境空气的温度、湿度、洁净度、流速等参数进行调节和控制的设备。仓库中常用的空调有风冷柜式空调、风冷吊顶式空调、水冷柜式空调三种。

（2）药品冷藏柜。

药品冷藏柜主要用于药品、生物制剂、疫苗、血液的冷藏、储存和运输。根据不同需求，分为高温冷藏型、常温冷藏型、低温冷藏型、冷冻冷藏型。

药品冷藏柜普遍具有以下特点：

1）结构多为立式厢体。

2）厢体内部多采用高密度聚氨酯整体发泡，具有重量轻、保温性好等特点。

3）多采用计算机控温，精准温感探头，自动显示厢体内部温度，控温精度高，具有高低温报警功能。

2. 湿度及湿度调节设备

湿度表示空气中水蒸气含有量的大小。空气中水蒸气含量越大，相应的湿度也越大；反之，湿度就越小。

湿度调节设备主要包括除湿机、温湿度自动监测系统、加湿器等。

（1）除湿机。

又名抽湿机、抽湿器。除湿机（如图 4－3－1 所示）通过运转可以将潮湿的水分和悬浮微粒除去，使空气变得干爽。

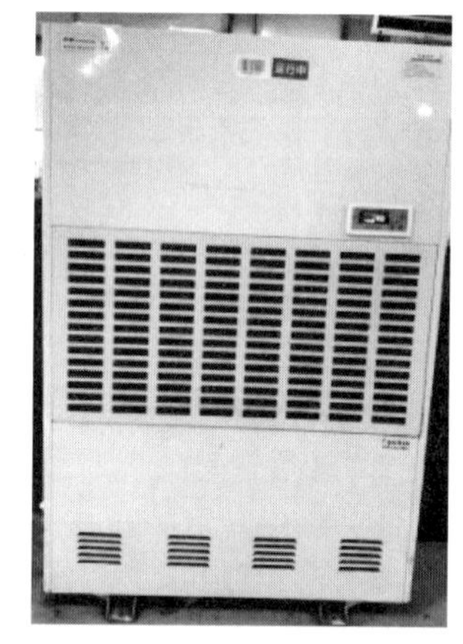

图 4－3－1　除湿机

（2）温湿度自动监测系统（下文将详细介绍，这里不再赘述）。

3. 其他常用设备

风幕机（如图 4－3－2 所示）是通过高速电机带动贯流或离心风轮产生的强大气流，以形成一面“无形的门帘”的空气净化设备。

风幕机通常安装在会议厅、冷藏库、手术室等门口上方，能把室内外的空气和灰尘隔开，既出入方便，又能防止室内外冷热空气交换，同时还具有防异味、防污染、防蚊蝇的功能，因此广泛应用于电子、仪表、制药、食品、精密加工、化工等行业。

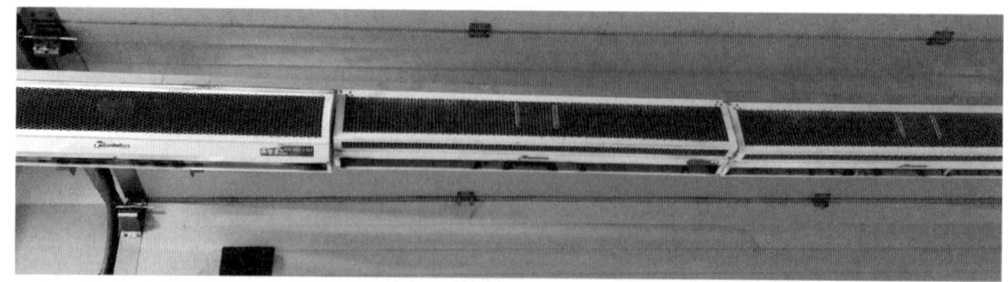

图 4－3－2　风幕机

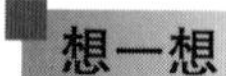

想一想

你能举例说明其他常见的温湿度调节方法吗？

二、温湿度自动监测系统

在生产、物品管理和仓库存储等环节，很多贵重物品，如药材、食品、精密仪器等对温湿度环境有严格的要求。为了保证仓储商品的质量，创造适宜于商品的储存环境，建立实时温湿度监测系统（如图 4－3－3 所示），保存完整的历史温度数据已成为行业规范。

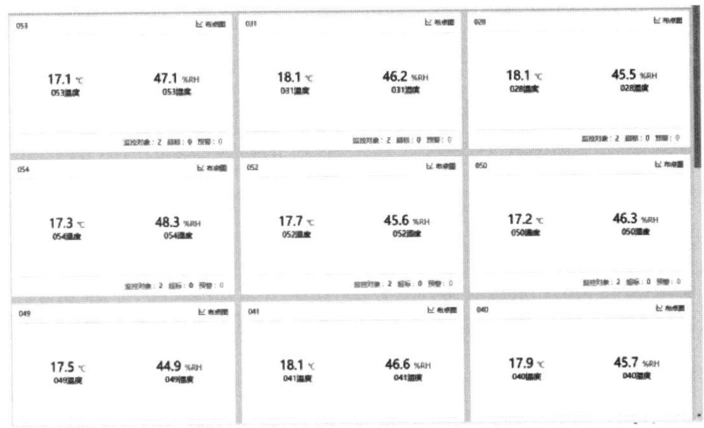

图 4－3－3　实时温湿度监测系统

1. 温湿度自动监测系统常规功能

温湿度自动监测系统通常具有以下常规功能：

（1）测量范围，温度为－40～100 ℃，湿度为 0～100% RH。

（2）温度、湿度超标测点终端报警，仪器现场显示 LED 灯闪烁、蜂鸣报警提示。

（3）电池电量低时，有电池符号显示提示。

（4）内置充电式高能锂电池，断电可续航一个月以上，可使用外接电源充电。

2. 温湿度自动监测系统的组成

温湿度自动监测系统由测点终端（如图 4－3－4 所示）、管理主机（如图 4－3－5 所示）、不间断电源以及相关软件组成。各测点终端能够对周边环境温湿度进行数据的实时采集、传送和报警；管理主机能够对各测点终端监测的数据进行收集、处理和记录，并具备发生异常情况时的报警管理功能。

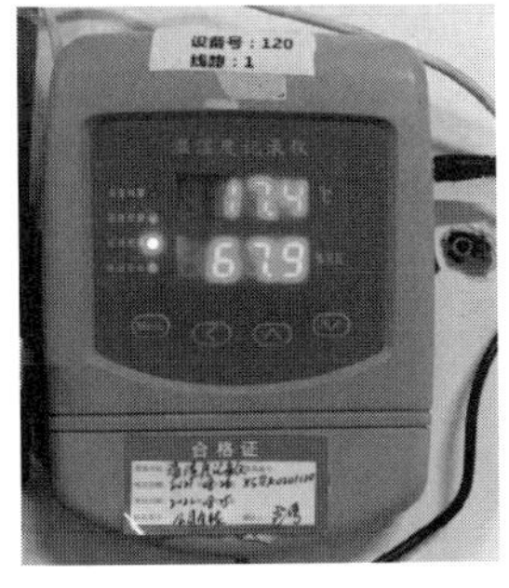

图 4－3－4　测点终端

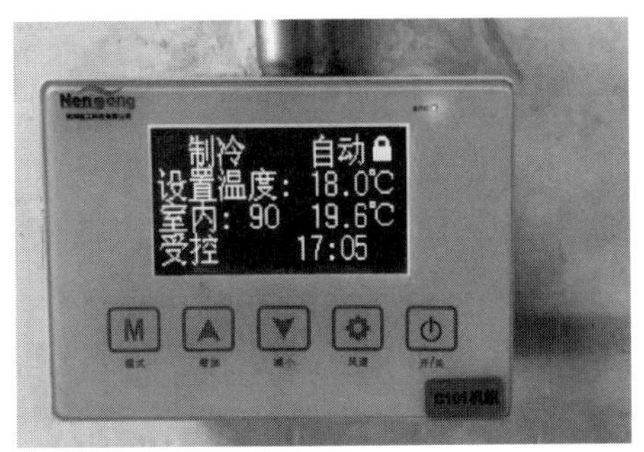

图 4－3－5　管理主机

3. 测量设备的最大允许误差

测量设备的最大允许误差应当符合以下要求：

（1）测量范围在 0 ~ 40 ℃，温度的最大允许误差为 ±0.5 ℃。

（2）测量范围在 -25 ~ 0 ℃，温度的最大允许误差为 ±1.0 ℃。

（3）相对湿度的最大允许误差为 ±5% RH。

4. 测点终端安装的数量及位置

药品库房或仓间安装的测点终端数量及位置应当符合以下要求：

（1）每一独立的药品库房或仓间至少安装 2 个测点终端，并均匀分布。

（2）平面仓库面积在 300 m^2 以下的，至少安装 2 个测点终端；300 m^2 以上的，每增加 300 m^2 至少增加 1 个测点终端，不足 300 m^2 的按 300 m^2 计算。

平面仓库测点终端安装的位置，不得低于药品货架或药品堆码垛高度的 2/3 位置。

（3）高架仓库或全自动立体仓库的货架层高在 4.5 m 至 8 m 之间的，每 300 m^2 面积至少安装 4 个测点终端，每增加 300 m^2 至少增加 2 个测点终端，并均匀分布在货架上、下位置；货架层高在 8 m 以上的，每 300 m^2 面积至少安装 6 个测点终端，每增加 300 m^2 至少增加 3 个测点终端，并均匀分布在货架的上、中、下位置；不足 300 m^2 的按 300 m^2 计算。

高架仓库或全自动立体仓库上层测点终端安装的位置，不得低于最上层货架存放药品的最高位置。

（4）储存冷藏、冷冻药品仓库测点终端的安装数量，须符合上述的各项要求，其安装数量按每 100 m^2 面积计算。

练一练

1. 现有一平面仓库，面积为 1 288 m^2，请问至少需要安装几个测点终端？

2. 现有一座层高为 7 m 的高架仓库，面积为 1 688 m^2，请问至少需要安装几个测点终端？

三、调节仓库温湿度的措施

温湿度的变化会影响药品质量，任何药品都有其适宜的储存温湿度条件。温湿度无论过高或过低，都会对药品质量产生不良影响。温度过高可能会导致药品变质、挥发、剂型破坏；温度过低可使某些生物制品发生冻结，失去活性，导致变质，也可使容器发生破裂、污染药品；湿度过大能使药品吸湿而发生潮解、稀释、分解、发霉、变形等；湿度太小又可以促使药品风化。因此要对药品仓库的温湿度实时监控、有效调控。常见的温湿度调控措施见表 4-3-1。

表 4-3-1　　常见的温湿度调控措施

超标情况		可采取的措施	常用的设施设备	注意事项
温度	温度过高（降温措施）	空调降温	制冷空调	—
		通风降温	换气风机	库外温度和相对湿度都低于库内时才可使用，不宜用于危险品库
		加冰降温	风扇	易使库内湿度增高
		冰箱降温	电冰箱	以不易受潮和封口严密的药品为宜
		遮光避光	窗帘	—
	温度过低（升温措施）	暖气供暖	暖气管、暖气片	注意与药品之间的距离，并防止漏水情况
		暖风机供暖	暖风机	远离窗帘、门帘等可燃物品
		空调保温	制热空调	—
		保温库（箱）	保温库、箱	适用于不太冷的地区
湿度	湿度过大	除湿机除湿	除湿机	
		通风散潮	排气扇	注意通风条件，危险品库不宜采用
		密封防潮	双层门窗、挂帘	—
		吸湿降潮	空气降湿机	散热大，注意库房内的温度控制
		干燥剂吸湿	生石灰、硅胶等	—
	湿度太小	地面洒水	喷壶	—
		电加湿器	加湿器	—
		自然蒸发	盛水容器	—

【知识链接】

温湿度的控制与调节

(1) 当库内温度、相对湿度均高于库外时，可开启全部门窗，长时间通风，库内的温湿度会有一定程度的降低。

(2) 当库内温度、相对湿度均低于库外时，应密闭门窗，不可通风。

(3) 当库外温度略高于库内，但不超过 3 ℃，相对湿度低于库内时，则可通风。

(4) 当库外温度高于库内 3 ℃以上，虽相对湿度低于库内，此时亦不能通风。热空气进入库内后，由于热空气的温度降低，室内相对湿度立即增加，药品更易吸潮。

(5) 当库外相对湿度高于库内，虽库外温度低于库内，亦不能通风，否则会带进潮气。

在一天中，上午 8：00—12：00，即当温度逐渐上升、湿度逐渐下降时通风较为适宜；凌晨 2：00—5：00，虽然库外温度最低，但此时相对湿度最高，如库内有易吸潮的药品，则不宜通风。

此外，还应结合气象情况灵活掌握，如晴天、雨天、雨后初晴、雾大、阴天等应酌情处理。

实训项目 8　药品的在库养护

一、实训目的

1. 会对在库医药商品进行日常的各项养护操作。
2. 能正确填写养护相关记录。

二、器材准备

模拟医药商品仓库、货架、若干药品、实训报告等。

三、实训内容与步骤

1. 实训内容

（1）一般养护。

1）登录系统（以药店在线系统为例），点选 GSP 管理，点击养护管理，选择一般养护，如图 S－8－1 所示。

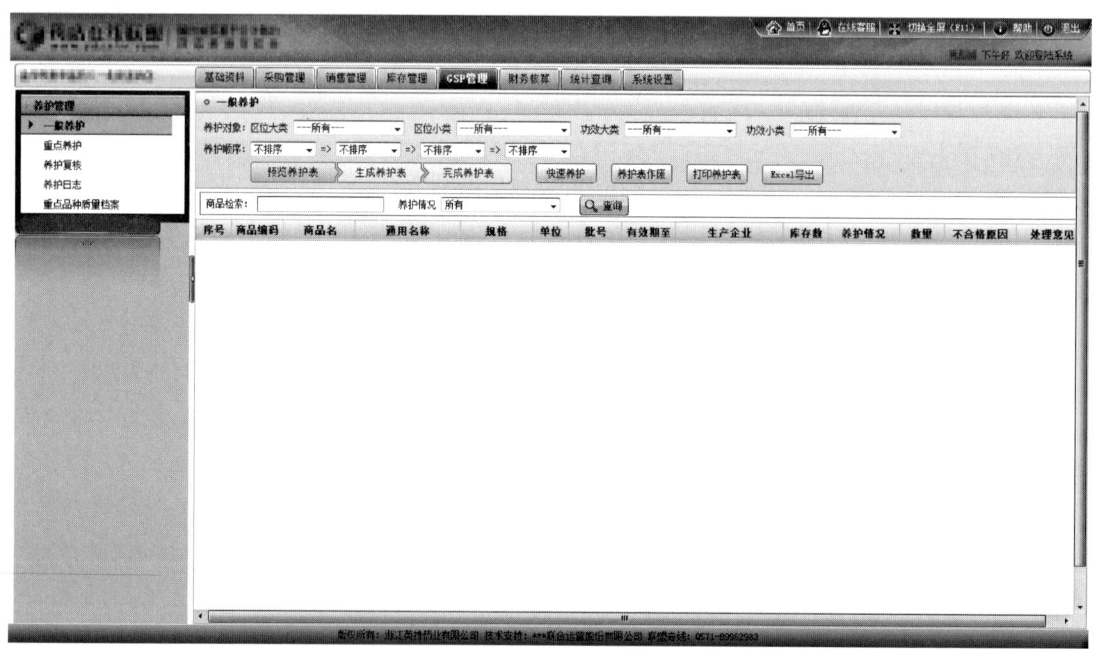

图 S－8－1　一般养护操作（一）

2）点击生成养护表，如图 S－8－2 所示。

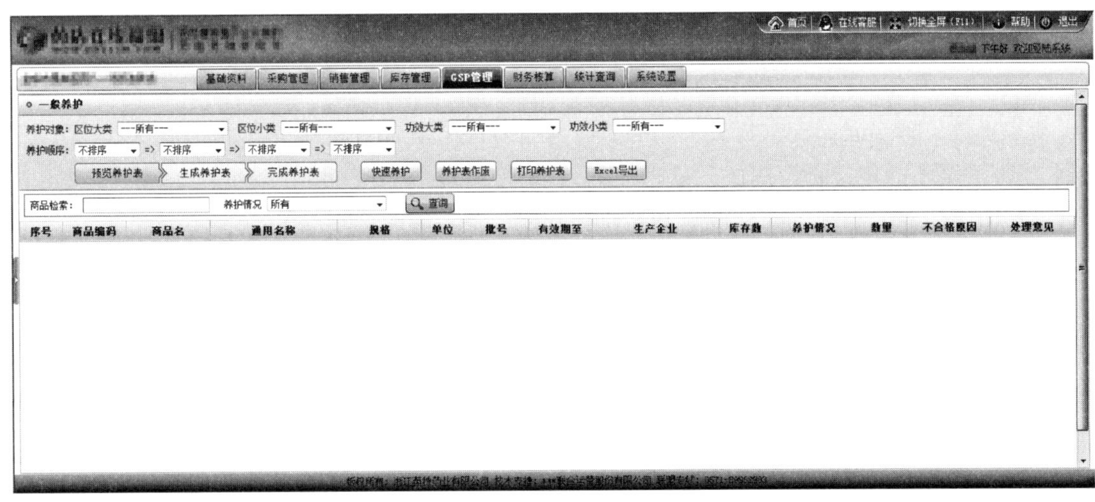

图 S－8－2　一般养护操作（二）

3）填写库存养护情况、数量等，选择处理意见，如图 S－8－3 所示。

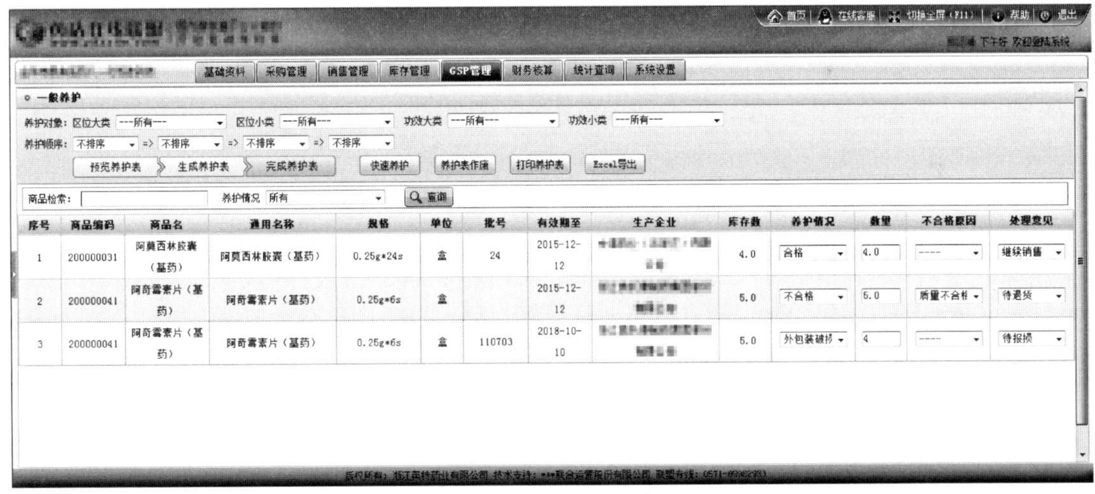

序号	商品编码	商品名	通用名称	规格	单位	批号	有效期至	生产企业	库存数	养护情况	数量	不合格原因	处理意见
1	200000031	阿莫西林胶囊（基药）	阿莫西林胶囊（基药）	0.25g*24s	盒	24	2015-12-12		4.0	合格	4.0	----	继续销售
2	200000041	阿奇霉素片（基药）	阿奇霉素片（基药）	0.25g*6s	盒		2015-12-12		5.0	不合格	5.0	质量不合格	待退货
3	200000041	阿奇霉素片（基药）	阿奇霉素片（基药）	0.25g*6s	盒	110703	2018-10-10		5.0	外包装破损	4	----	待报损

图 S－8－3　一般养护操作（三）

（2）仓库储存条件检查。

1）仓库遮光通风设备的使用状态检查。检查设施开关操作是否正常，遮光通风效果是否达标。

2）仓库密封状态检查。门、窗等是否符合防四害、防尘、防盗等要求，是否配备老鼠夹或粘鼠板。

3）储存设施检查。仓库货架及药品摆放是否符合要求，分区和色标是否明显。

4）药品仓库模拟温湿度监测设备检查。温湿度感应探头是否被遮挡、损坏，感应探头的数量及位置的安装是否符合要求，主机和温湿度显示屏是否正常工作。

（3）药品入库和摆放检查。

1）库房归属检查。检查货架上摆放的药品的温度区间是否符合要求，避免出现需要阴凉、冷藏储存的药品存放在常温库。

2）摆放位置错误。检查货架上药品是否符合药品分类储存的要求，按照各大类分类储存，是否按照药品规定货位摆放，是否一货一位。

3）混垛。同一品规不同批号的药品应分开摆放，垛间距不小于5 cm，不得混垛。

4）摆放状态有误。仓库零星药品是否按照横向竖立状态，中文名称是否向外向上，发现倒置或中文名称向内的应及时更正。

（4）近效期商品查询。

登录系统，进入近效期商品管理，点击查询近效期商品，生成催销表，如图S－8－4所示。

近效期商品查询

部门：　距效期时间：180 天　查询　生成催销记录　打印　Excel导出

序号	部门	商品编码	商品名	通用名称	规格	单位	生产企业	批号	有效期至	库存数
1	测试要点	22000198	单硝酸异山梨酯片	单硝酸异山梨酯片	20mg*48s	盒	[illegible]	20	2013-03-03	2
2	测试门店1	10600052	欣百达（盐酸度洛西汀肠溶胶囊）	盐酸度洛西汀肠溶胶囊	30mg*7粒	盒	[illegible]	13	2013-03-03	5
3	测试要点	10600052	欣百达（盐酸度洛西汀肠溶胶囊）	盐酸度洛西汀肠溶胶囊	30mg*7粒	盒	[illegible]	121	2013-12-12	104
4	测试2	10600052	欣百达（盐酸度洛西汀肠溶胶囊）	盐酸度洛西汀肠溶胶囊	30mg*7粒	盒	[illegible]	121	2013-12-12	2
5	测试要点	10600052	欣百达（盐酸度洛西汀肠溶胶囊）	盐酸度洛西汀肠溶胶囊	30mg*7粒	盒	[illegible]	121	2013-12-12	2
6	测试门店1	10600052	欣百达（盐酸度洛西汀肠溶胶囊）	盐酸度洛西汀肠溶胶囊	30mg*7粒	盒	[illegible]	121	2013-12-12	1
7	测试门店1	34100016	乙肝清热解毒胶囊	乙肝清热解毒胶囊	0.4g*60粒	盒	[illegible]	222	2014-01-01	22
8	测试要点	34100016	乙肝清热解毒胶囊	乙肝清热解毒胶囊	0.4g*60粒	盒	[illegible]	222	2014-01-01	1
9	测试要点	34100016	乙肝清热解毒胶囊	乙肝清热解毒胶囊	0.4g*60粒	盒	[illegible]	222	2014-01-01	17
10	测试要点	10600052	欣百达（盐酸度洛西汀肠溶胶囊）	盐酸度洛西汀肠溶胶囊	30mg*7粒	盒	[illegible]	10	2014-04-04	1
11	测试要点	35000018	腰痛片	腰痛片	0.35g*100s	盒	[illegible]	243213	2014-09-01	9
12	测试门店1	35000018	腰痛片	腰痛片	0.35g*100s	盒	[illegible]	243213	2014-09-01	1

图S－8－4　近效期商品查询

（5）库存盘点。

1）登录系统，点选库存管理，点选库存盘点，点击生成盘点表，如图S－8－5所示。

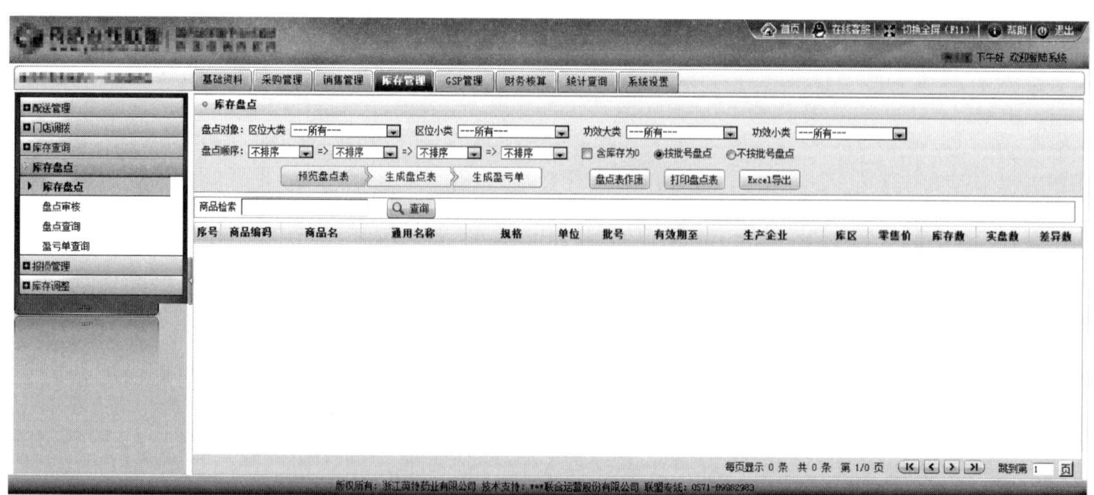

图S－8－5　库存盘点操作（一）

2）填写好货品实际库存数量，点击生成盈亏单，如图 S－8－6 所示。

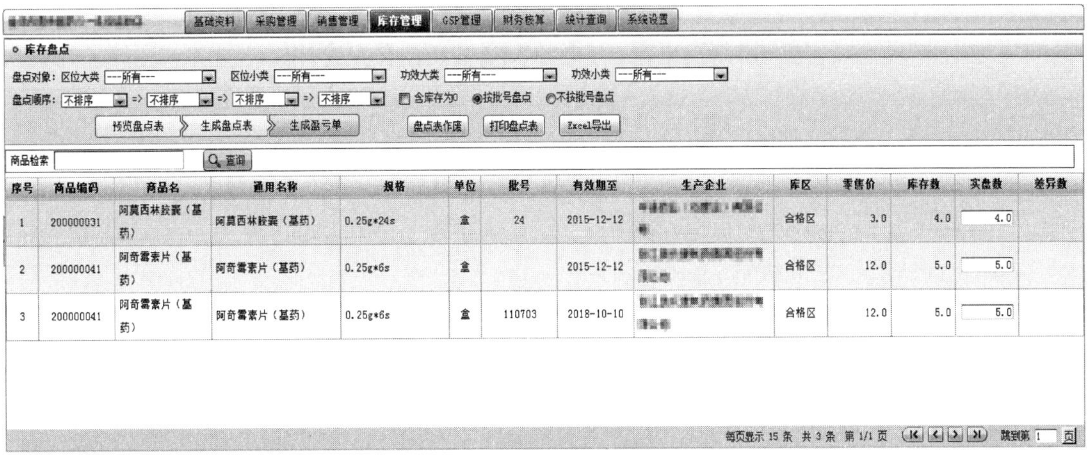

基础资料
采购管理
销售管理
库存管理
GSP管理
财务核算
统计查询
系统设置
库存盘点
盘点对象：区位大类 ---所有---
区位小类 ---所有---
功效大类 ---所有---
功效小类 ---所有---
盘点顺序：不排序 => 不排序 => 不排序 => 不排序
含库存为0
按批号盘点
不按批号盘点
预览盘点表
生成盘点表
生成盈亏单
盘点表作废
打印盘点表
Excel导出
商品检索
查询
序号 商品编码 商品名 通用名称 规格 单位 批号 有效期至 生产企业 库区 零售价 库存数 实盘数 差异数
1 200000031 阿莫西林胶囊（基药） 阿莫西林胶囊（基药） 0.25g*24s 盒 24 2015-12-12 合格区 3.0 4.0 4.0
2 200000041 阿奇霉素片（基药） 阿奇霉素片（基药） 0.25g*6s 盒 2015-12-12 合格区 12.0 5.0 5.0
3 200000041 阿奇霉素片（基药） 阿奇霉素片（基药） 0.25g*6s 盒 110703 2018-10-10 合格区 12.0 5.0 5.0
每页显示 15 条 共 3 条 第 1/1 页
跳到第 1 页

图 S－8－6　库存盘点操作（二）

2. 实训步骤

分组实训。每组 6 人，在规定的时间内完成检查操作，检查过程中应仔细落实 7S 管理教育，严禁损坏药品。

四、实训测评

按表 S－8－1 所列评分标准进行测评，并做好记录。

表 S－8－1　　　　　　　　　　实训评分标准

序号	考核内容	考核标准	配分	得分
1	着装	按要求着装，佩戴胸卡，规范整洁	10	
2	一般养护	系统操作，生成养护表，正确填写处理意见	20	
3	仓库储存条件检查	检查仓库储存条件是否符合要求	20	
4	药品入库和摆放检查	检查在库商品库房归属、摆放是否符合要求	20	
5	近效期商品查询	系统操作，查询近效期商品，生成催销表	10	
6	库存盘点	系统操作，盘点实物，生成盈亏单	10	
7	7S 管理	7S 要求	10	
合计			100	

实训项目 9　不合格药品的处理

一、实训目的

1. 能正确认定不合格药品。
2. 学会正确处理不合格药品。

二、器材准备

模拟医药商品仓库、货架、若干药品、实训报告等。

三、实训内容与步骤

1. 实训内容

（1）不合格药品的认定，包括以下内容：

1）药品包装不合格。

2）药品标识（标签）不合格。

3）药品内装量和外观性状不合格。

4）药品检验项目不合格。

（2）不合格药品的处理。

各岗位人员发现质量有疑问药品或不合格药品应立即在系统中进行锁定，并报告质管中心处理。

在库药品保管、养护过程中发现的不合格药品或质量有疑问药品，应悬挂黄底白字的“停发查询”牌，同时在系统中进行锁定，报质管中心确认后，按确认结果摘牌或移库。

2. 实训步骤

分组实训。每组 6 人，在规定的时间内完成操作，操作过程中应仔细落实 7S 管理教育，严禁损坏药品。

四、实训测评

按表 S－9－1 所列评分标准进行测评，并做好记录。

表 S－9－1　　实训评分标准

序号	考核内容	考核标准	配分	得分
1	着装	按要求着装，佩戴胸卡，规范整洁	15	

续表

序号	考核内容	考核标准	配分	得分
2	不合格药品的认定	是否认定正确。共4个类型，如包装破损、药品标识项目不全、药品剂型外观检查不合格等，2个未检查出不得分	30	
3	不合格药品的处理	处理流程是否正确。货架上是否悬挂黄色的“停发查询”牌，是否在计算机内进行锁定，是否报备质量管理部门，是否按确认结果摘牌或移库，2项未做不得分	40	
4	7S管理	7S要求	15	
合计			100	

第五章

药品的出库与运输

药品的出库与运输是防止不合格药品进入市场的重要关卡。药品出库是药品仓储作业管理的最后一个环节，是保证药品数量准确、质量合格的关键。药品在储存和运输过程中容易受外界条件影响，因此要加强药品的出库和运输管理，严格控制药品质量。

§5－1 药品的出库

学习目标

1. 了解药品出库运输的场地环境。
2. 熟悉药品出库过程中的相关设备及用具。
3. 掌握药品出库的程序。

药品出库是按照业务部门开出的出库凭证所列具体内容，由保管部门组织配货和发出的过程。加强药品的出库管理，有助于加速药品流转，满足用药需求，保证用药安全，提高仓储使用效率，降低储存费用。

一、药品出库准备

1. 环境与场地

药品从订单接收到出库，主要包括核对单据、拣货、复核扫码、装箱、出库运输等环节，主要是在仓库中进行，涉及多种设备及用具，需要不同岗位的人员操作。

2. 设备与用具

（1）周转箱。

周转箱可与多种物流容器和工位器具配合，用于各类仓库、生产现场等多种场合，在物流管理越来越被广大企业重视的今天，周转箱帮助完成物流容器的通用化、一体化管理，是生产及流通企业进行现代化物流管理的必备品。周转箱耐酸耐碱、耐油污，无毒无味，清洁方便，零件周转便捷、堆放整齐，便于管理，适用于物流中的运输、配送、储存、流通、加工等环节。目前常见的周转箱主要有可堆式周转箱、可插式周转箱、折叠式周转箱三种。

（2）自动分拣系统。

自动分拣系统能连续、大批量地分拣货物，具有很高的分拣效率，是先进配送中心所必需的设施条件之一。它一般由控制装置、分类装置、输送装置及分拣道口组成，这四部分装置通过计算机网络联结在一起，配合人工控制及相应的人工处理环节构成一个完整的自动分拣系统。由于采用大生产中使用的流水线自动作业方式，自动分拣系统不受气候、时间、人的体力等的限制，可以连续运行，同时由于自动分拣系统单位时间分拣件数多，分拣误差率极低，分拣作业基本实现无人化。但只适于分拣底部平坦且具有刚性的包装规则的商品，且该系统占地面积大，投资巨大，需要可靠货源作为保证。

（3）电子标签系统。

电子标签系统应用于货架上，通过中央计算机控制电子标签的指示灯、蜂鸣器声音、数码显示等信号，能够实现拣选智能化作业，提高拣选效率，减轻作业人员的劳动强度，降低差错率，减少员工数量，提高配送效率，在零散货物分拣配送中具有其他分拣方式不可相比的优点。仓储管理系统（WMS）可以与电子标签系统进行无缝集成，不仅可以提升电子标签拣选系统的运用效能，还能让仓库各项作业得到优化，避免重复作业，同时能快速了解仓库各种运营数据，从而制订更好的仓库运营计划，加快企业发展速度。

【知识链接】

电子标签系统的操作步骤

（1）无须打印出各类单据，出入库信息通过中央计算机直接下载到对应的电子标签。

（2）电子标签发出光、声音指示信号，指导分拣人员完成拣货。

（3）分拣人员完成作业后，按动电子标签按键，取消光、声音指示信号，将完成信息反馈给中央计算机。

（4）分拣人员按照其他电子标签指示继续进行拣货。

二、药品出库程序

1. 分拣备货

分拣备货是指配送中心依据顾客的订单要求或配送计划，迅速、准确地将商品从其储位拣取出来，并按一定的方式进行分类、集中的作业过程。其目的是在低分拣错误率的情况下，迅速、正确地集中顾客所订购的各种商品并送给客户。

拣货人员根据销售单进行拣货，其一般流程包括销售开票、核单、拣货、补货等步骤。分拣作业的过程中，信息传递是重要的环节，直接影响着分拣的效率及准确性。分拣信息传递主要有传票、拣货单、标签、条码等形式。拣货前，拣货人员应仔细审核并打印拣货单，确认并准备拣货有关事项；若库存不足，应进行补货；根据拣货单所列内容，计划应拣出哪个仓位的商品，需要多少人员操作，需要什么设备，以便于作业调度；根据拣货单指示的送货时间，分出缓急，便于人员、设备的调配；确定收货地址，便于准备包装、拴挂运输标志等工作；审核出库品种的属性，如系麻醉药品和一类精神药品、医疗用毒性药品等特殊管理药品应配备双人操作；审核拣货单所列商品包装大小，如小包装零货确定是否需要进一步再包装；准备拼箱用的代用包装箱；拣货药品中如有冷链药品应根据送货时间提前对冷藏车或车载冷藏箱、保温箱进行预冷。在拣出药品时，应根据其特征及其包装上的标识信息确定商品的出库原则。

出库药品应附有质量证明文件原件或复印件、随货同行单、装箱单等资料，并确保药品中说明书及合格证随货同到。

药品备货时应严格遵守药品发放的原则，尽可能零散货物先出库。备货的数量要确保能够完成客户订单的要求，如数量无法达到要求，应及时上报。

2. 复核与扫码

拣货完成后，为防止出现差错，复核人员会立即在相应的复核区对即将出库药品的品名、生产厂商、规格、批号、数量、有效期、送货日期，以及送货单位名称等项目进行查验，还要检查药品品种数量是否准确，商品质量是否完好，外观质量和包装是否完好等内容。复核中若发现问题，应立即停止发货，放置暂停销售黄牌，报告质量管理部门处理。复核保证了发出药品能够按照有关数据进行准确的追踪，必要时可将售出的药品及时、完整、准确召回。

复核无误后，采集出库药品包装上的追溯码，并将采集的数据上传至追溯平台，做到“有码必扫、扫码必传”。保存并经审核后形成出库复核记录单并打印同批药品的随货同行单。出库复核记录单包括购货单位、药品通用名称、剂型、规格、数量、生产批号、有效期、上市许可持有人、生产企业、出库日期、质量状况和复核人等内容，见表 5－1－1。复核记录保存至超过药品有效期 1 年，不得少于 5 年。复核后的药品应按不同客户或配送线路集中放置于待发货区（待运区）。

表 5－1－1　　药品出库复核记录单

编号：

出库日期	购货单位	药品通用名称	剂型	规格	生产批号	有效期至	生产企业	上市许可持有人	数量	单位	质量状况	发货人	复核人
说明	1. 有效期栏内应填写有效期至××年××月； 2. 出库药品复核时，若无质量问题，在质量状况栏内填写“正常”字样； 3. 特殊管理药品出库复核时，要双人复核，在复核人栏内 2 人均要签字。												

想一想

当复核人员发现哪些问题时应停止发货，并报告质量管理部门处理？

3. 装箱

复核人员将已复核的非整件药品或零货药品放入包装箱内，一个包装箱装满后，复核人员用封口胶带按“+”型标准封箱，并在系统中点击“复核”按钮确认，系统默认该包装箱拼箱完成，复核人员粘贴拼箱标签。若内有易碎品或贵重物品，加贴“易碎品”或“贵重品”标签。装箱时遵循大不压小、重不压轻、整不压零、正反不倒置、最小受力面的原则，避免在运输过程中造成医药商品破损。

医药商品拼箱是指医药商品在销售出库时，由于单笔订单订货品种较多，而单品种数量较少，供应商无合适包装时将不同品种、规格的医药商品放在一个包装箱（袋）或周转箱内的现象。零货药品复核完成后，复核人员把复核合格的药品，按不同属性、剂型归类拼装、打包，放好药品清单，封箱并贴上颜色鲜明的拼箱标识。

拼箱时应注意以下事项：

（1）拼箱的代用包装箱上应有醒目的拼箱标识，注明拼箱状态，防止混淆；拼箱的代用包装箱上应牢固粘贴打印的标有收发货信息的出库小票。

（2）应按照药品的质量特性、储存分类要求、运输温度要求进行拼箱，药品与非药品分开、特殊管理药品与普通药品分开、冷藏和冷冻药品与其他药品分开、外用药品与其他药品分开、药品液体与固体制剂分开。

（3）拼箱药品为防止在搬运和运输过程中因摆放松散出现晃动或挤压，可采用无污染的纸板或泡沫等进行填充。

（4）封箱后的药品应放置在待发货区（需要冷藏的药品要保持冷藏状态），并附有加盖企业药品出库专用章原印章的随货同行单。

想一想

包装出库的药品如没有符合运输方式或运输工具要求的包装，应对药品添加运输包装，即外包装。你认为添加外包装的作用是什么？

冷链药品的装箱要按照验证确定的操作规程并在对应冷藏、冷冻环境下进行。使用保温箱运输冷藏药品的，应在使用前按验证确定的条件及操作程序，在箱内合理放置与温度控制及运输时限相适应的且已充分预冷的蓄冷剂，待箱内温度达到要求后才能装箱。装箱时，保温箱内应使用隔热装置将药品与低温蓄冷剂进行隔离，避免药品与蓄冷剂接触，防止冰冻。若零货需拼箱，则按拼箱原则和操作要求进行，拼箱贴签后装入相应冷藏箱或保温箱。药品装箱后，冷藏箱应启动动力电源和温度监测设备，保温箱应启动温度监测设备，待检查温度监测探头位置放置正确及设备运行正常后，将箱体密闭，置冷库待发货区存放。

练一练

某医药公司准备向某医院发送一批药品，其中有拆零健胃消食片、抗病毒口服液和破伤风疫苗，三种药品的数量正好可以装入同一周转箱内，请问能否经过适当包装将这三种药品放入同一周转箱内？为什么？

4. 出货

当所有工作准备完毕后，就可以进行出库发货工作。一般来说，商品出库管理清点交接的工作要点主要有以下3点：

（1）仓库工作人员与提货人、承运人等要当面清点交接。

（2）仓库工作人员对重要商品、特殊商品的运输要求、使用方法、注意事项等主动向提货人、承运人交接清楚。

（3）清点交接完毕后，提货人、承运人必须在相关出库单证上签字确认，同时仓库保管员应做好出库记录。

5. 出库原则及注意事项

（1）出库原则。

药品出库必须严格执行“三查六对”制度。“三查”，即查核发票的货号、单位印鉴、开票日期是否符合要求；“六对”，即查核品名、规格、包装、批号、数量及发货日期是否相符。

药品出库还应遵循“先产先出”“近期先出”和按批号发货的原则，可以保证药品在库储存期间基本不发生质量变化，从而保证药品的良好质量状态。

“先产先出”是指库存同一药品，先生产的批号尽量先出库。药品出库坚持“先产先出”的原则，有利于库存药品不断更新，确保药品的质量。

“近期先出”是指库存有“效期”的同一药品，应将近失效期的先行出库。如同时遇到“先产先出”和“近期先出”，应先遵循“近期先出”的原则。

按批号发货是指按照药品生产批号集中发货，尽量减少同一品种在同一批发货中的批号数，以保证药品有可追踪性，便于药品的日后质量追踪。

（2）出库注意事项。

1）配送药品出库时应当对照销售单进行复核，发现以下情况不得出库，并报告质量管理部门处理：药品包装出现破损、污染、封口不牢、衬垫不实、封条损坏等问题；包装内有异常响动或者液体渗漏；标签脱落、字迹模糊不清或者标识内容与实物不符；药品已超过有效期；其他异常情况的药品；对无效凭证或口头通知不得进行复核和发货。

2）药品拼箱发货的包装箱应当有醒目的拼箱标志。

3）冷藏、冷冻药品的装箱、装车等作业，应当注意：车载冷藏箱或者保温箱在使用前应当达到相应的温度要求；应当在冷藏环境下完成冷藏、冷冻药品的装箱、封箱工作；装车前应当检查冷藏车辆的启动、运行状态，达到规定温度后方可装车；启运时应当做好运输记录，内容包括运输工具和启运时间等。

思考与练习

1. 简述药品出库的常用设备。
2. 药品出库的程序是什么？
3. 冷链药品在装箱时有哪些要求？

§5－2 药品的运输

学习目标

1. 熟悉药品运输的方式和工具。
2. 掌握药品运输的程序。
3. 了解特殊药品的运输及注意事项。

一、药品运输内容

1. 药品运输的要求

药品运输是关系到药品质量的重要环节，应根据“及时、准确、安全、经济”的原则，遵照国家有关商品运输的各项规定，把药品安全、及时地运达目的地。运输药品，应当根据药品的包装条件、道路状况、天气等因素，选用适宜的运输工具，采取相应措施防止药品出现破损、混淆、污染等问题。

2. 药品运输的方式和工具

运输方式关系到药品运输的成本和时间，正确选择运输方式，合理减少中间运转环节，是合理组织药品运输的重要途径。运输药品应当使用封闭式货物运输工具，对储存、运输设施设备要定期检查、清洁、维护，应当由专人负责，并建立记录和档案。

运输方式主要有铁路、水路、公路和航空。铁路运输能力强，运行速度快，运输准确性和连续性强，不受季节、气候条件的影响，运费低廉，运输安全可靠、风险小，适合大批量、远程的运输。水路运输运费低廉，载运量大，但运输速度慢，药品在途时间长，资金周转慢。公路运输在运输时间和空间上都有较大机动性，运输方便迅速，便于门对门的运输，减少药品流转，资金周转快，但是公路运输运量小，运输成本相对较高，不宜用于大批量的跨省市调拨药品运输。航空运输速度快，但成本高，适宜于贵重药品或急救药品的运输。

【知识链接】

直达运输

“直达运输”是就运输环节而言，即把药品从产地或起运地直接运到销地或主要用户。

“直线运输”是就运输路线而言，即选择最短的路线，使药品运输直线化。这两种发运方式适用于货物运输里程较远、批量较大的运输，能缩短药品流通时间，使药品迅速同消费者见面，减少药品在中间环节的停留，降低运输损耗，节约运力和劳力。

“四就直拨”是采取就工厂直拨、就车站码头直拨、就仓库直拨、就船过载直拨等，直接将药品分拨到当地要货单位或运往外地。这种方式适用于货物运输里程较近、批量较小的运输。采用“四就直拨”运输，可以减少中间环节，加速药品流转。

想一想

不同的运输方式方法有什么优缺点？

3. 药品配送的基本形式

药品配送的基本形式包括定时配送、准时配送、定时定路线配送、共同配送、直接配送和委托配送等。

（1）定时配送。

定时配送是指一种按照固定的时间间隔的配送服务。一般药品采用“日配”或者“小时配”的方式，原则是从接收订单到送达不超过 24 h。

（2）准时配送。

准时配送是指按照客户规定的时间，双方协议配送的服务。通常准时配送不随意改动配送时间，配送的品种也不轻易改变。

（3）定时定路线配送。

定时定路线配送是指配送的车辆每天按照固定的行车路线、固定的时间进行的配送服务。这种药品配送方式的服务对象一般是在繁华、交通拥挤路段的商业区药店或医院。

（4）共同配送。

共同配送是指在一定合理区域范围内，为使物流合理化，由若干个定期需求的货主，共同要求某一个运输企业利用同一个运输系统来完成配送的服务。

（5）直接配送。

直接配送是指将药品从供应商直接配送到指定地点，不设配送中心。这种方式减少了中间环节，避免了配送中心的费用，但不能集中调度，存储成本高，且不利于组织共同配送。

（6）委托配送。

委托配送是指药品的存储和运输都由被委托的一方进行管理。应注意连锁药店总部只能委托同一法人的医药批发公司。

二、药品运输程序

1. 药品运输和配送的工作流程

药品运输和配送过程，是由专门的药品运输和配送人员完成的。在整个运输和配送过程中，尤其是运输和配送人员在装卸搬运过程中，应当按要求轻拿轻放、堆码牢固、重下轻上，缓不围急。

（1）出库交接。

仓库保管员应与配送员（运输员）认真交接各种单据，通常包括随货同行单、同批号检验报告、进口药品通关单等随货票据资料。配送员（运输员）核对各药品品名、规格，清点数量，查看包装是否完好、封箱是否牢固，有无异样。严禁包装有破损或大件包装未封口的货物出库。配送员（运输员）经查无误、确保单货相符后，在随货同行单的送货人一栏上签字确认。

（2）装车。

装车前，应检查药品运输车辆的运行状况。药品装车时，禁止在阳光下停留时间过长或下雨时无遮盖放置。搬运、装卸药品应轻拿轻放，严格按照外包装标识要求堆放和采取防护措施，保证药品的安全。药品装车后，配送车辆应为封闭式货车，同时应满足被运输药品的温度要求，不得装载对药品有损害的其他物品，不得将重物压在药品的包装箱上。当同一辆车药品配送给不同客户时，装车时应考虑所送药品卸货的先后顺序，应做到缓不围急。冷藏、冷冻药品的装车等各项作业应当由专人负责。车载冷藏箱或者保温箱在使用前应当达到相应的温度要求，装车前应当检查冷藏车辆的启动、运行状态，达到规定温度后方可装车。

（3）药品运输。

药品配送应选择适宜的线路并按预定路线运输至目标地。车辆运输时，必须封闭严密，禁止敞篷运输。委托第三方医药物流企业运输及配送时，企业应当与承运方签订运输协议，明确药品质量责任、遵守运输操作规程和在途时限等内容，要求并监督承运方严格履行委托运输协议。企业委托运输药品应当有记录，实现运输过程的质量追溯。药品运输记录至少包括发货时间、发货地址、收货单位、收货地址、货单号、药品件数、运输方式、委托经办人、承运单位，采用车辆运输的还应当载明车牌号，并留存驾驶人员的驾驶证复印件。记录应当至少保存 5 年。已装车的药品应当及时发运并尽快送达，避免出现不合理的停留。

根据药品的储存温度要求，在运输过程中采取必要的调温措施，一般情况温度保持在 10～30 ℃，有需阴凉处储存的药品温度保持在 20 ℃以下。使用冷藏箱或者保温箱运送冷藏药品的，应当按照经过验证的标准操作规程进行药品包装和装箱的操作。运输过程中，药品不得直接接触冰袋、冰排等蓄冷剂，防止对药品质量造成影响。

（4）交货。

药品送到收货地点后，配送员（运输员）应向收货员交接配送的药品及随货票据资料，同时检查药品外包装是否有异样变化。如有异样，应及时与仓库联系，查清事实，写清经过，双方签字确认。交货完成后，采购单位收货员在随货同行单上签字，留存一联，配送员（运输员）带回“顾客签收回单联”交仓储部存档。

2. 操作注意事项

（1）发运药品应该根据运输线路条件、运输工具状况、时间长短及运输费用高低等，正确选择最快、最好、最省的运输办法。做到包装牢固，标志明显，凭证齐全，手续清楚，单、货同行。

（2）药品发运前检查药品的名称、规格、单位、数量等是否相符，生产企业直销药品未经质量验收的不得发运。

（3）发运药品时，应当检查运输工具，发现运输条件不符合规定的，不得发运。运输药品过程中，运载工具应当保持密闭。

（4）药品搬运装卸应当严格按照外包装标识的要求搬运、装卸药品。药品包装若为玻璃制品，则易碎，怕撞击和重压，所以搬运、装卸时必须轻拿轻放，防止重摔，液体药品不得倒置。各种药品在运输途中还须防止日晒雨淋以免药品受潮湿、光热的影响而变质。检查有无液体药品与固体药品合并装箱的情况，包装是否牢固和有无破漏。如发现药品包装破损、污染或影响运输安全时，不得发运。

（5）应当根据药品的温度控制要求，在运输过程中采取必要的保温或者冷藏、冷冻措施。运输过程中，药品不得直接接触冰袋、冰排等蓄冷剂，防止对药品质量造成影响。在冷藏、冷冻药品运输途中，应当实时监测并记录冷藏车、冷藏箱或者保温箱内的温度数据，应当制定冷藏、冷冻药品运输应急预案，对运输途中可能发生的设备故障、异常天气影响、交通拥堵等突发事件，能够采取相应的应对措施。

（6）药品运输应在规定的时间内完成，不得将运输车辆作为药品的储存场所。

（7）应定期检查发运情况和待运药品情况，防止漏运、漏托、错托，保持单据完备。对规定发运期限的药品，单据上要做明显的标志。

三、特殊药品的运输及注意事项

1. 特殊温度要求的药品运输

对有特殊温度要求的药品运输，应根据季节的温度变化和运程，在运输途中采取必要的保温或冷藏措施。

（1）怕冻药品的运输。

怕冻药品是指在低温下容易冻结，冻结后易变质或冻裂容器的药品。怕冻药品在冬季运往寒冷地区时应根据各地气候实际情况，拟定防寒发运期，保证药品的安全运输，减少运输防冻措施的费用，怕冻药品应按先北方后南方、先高寒地区后低寒地区的原则提前安排调运。在防寒发运期间，怕冻药品的发货单及有关的运输单据上应注明“怕冻药品”字样。

（2）怕热药品的运输。

怕热药品是指受热易变质的药品。怕热药品对热不稳定，因此在炎热夏季的运输过程中，要注意温度对药品的影响，有的还要求冷藏。根据各地区夏季气温的情况，按照怕热药品对温度的要求，分别拟定具体品种和怕热发运期限。在怕热药品发运期前，怕热药品应按先南方后北方、先高温地区后一般地区的原则尽可能提前安排。在怕热药品发运期间，对温度要求严格的药品（如要求储存在 15 ℃以下的品种）应暂停开单发运，如少量急救或特殊需要，可发快件或空运，或在运输途中采取冷藏措施。在怕热药品发运期间，怕热药品的发货单上应注明“怕热药品”字样，并注意妥善装车（船），及时发运，快装快卸，尽量缩短途中运输时间。

2. 危险药品运输

危险药品除按一般药品运输的要求办理外，还必须严格遵照危险货物运输相关的各项规定，做好安全运输工作。发运危险药品前，应检查包装是否符合“常用危险货物运输包装表”的规定及危险货物品名表中的特殊要求，箱外有无危险货物包装标志，然后按规定办好托运、交付等工作。装车、装船时，应严格按照“危险货物配装表”规定的要求办理。在装卸过程中，不能摔碰、拖拉、摩擦、翻滚，搬运时要轻拿轻放，严防包装破损。汽车运输必须按当地公安部门指定的路线、时间行驶，保持一定车距，严禁超速、超车和抢行会车。

3. 特殊管理药品运输

特殊管理药品的运输必须按照《麻醉药品和精神药品管理条例》《医疗用毒性药品管理办法》《放射性药品管理办法》《药品类易制毒化学品管理办法》等规定执行。麻醉药品和第一类精神药品运输还需办理麻醉药品和第一类精神药品运输证明，企业自己配送车辆运输麻醉药品和第一类精神药品需携带麻醉药品和第一类精神药品运输证明副本。应尽量采用集装箱或快件方式，尽可能直达运输，减少中转环节。办理托运（包括邮寄）麻醉药品或精神药品应在货运单上对具体名称，发货人在记事栏内加盖“麻醉药品或精神药品专用章”，缩短在车站、码头、现场存放时间，采用封闭式运输工具，铁路运输不得使用敞车，水路运输不得配装舱面，公路运输应当覆盖严密，捆扎牢固。运输途中如有丢失，应协助承运单位认真查找，并立即报当地公安机关和药品监督管理部门。

思考与练习

1. 简述药品运输的具体工作内容。
2. 药品运输的程序有哪些？
3. 危险药品在运输过程中需要注意哪些内容？

实训项目 10　药品的复核出库

一、实训目的

1. 学会药品出库的程序及异常情况的处理。
2. 学会药品出库发放作业操作流程。
3. 能正确完成药品的发放任务，填写发放所需记录。

二、器材准备

模拟药品库房、若干药品、药品出库相关单据。

三、实训内容与步骤

1. 生成拣货计划，打印拣货单

现接到某公司的药品订单，打印拣货单。

2. 按货位及数量进行拣选

（1）确定药品货位。

（2）按电子标签显示的货位及数量拣取药品。

3. 拍指示灯

拍灭指示灯表明任务完成，然后拍灭总指示灯。

4. 周转箱放置流水线

将周转箱放置流水线，流转至复核区。

5. 药品复核扫码

（1）扫描周转箱条码。

（2）根据订单，清点药品数量，数量正确，将周转箱放回。

（3）核对药品信息（品名、规格、批号、有效期等内容）核对无误（逐一进行检查，步骤同上）。

（4）扫码药品电子监管码，上传至中国药品电子监管网。

（5）点击复核按钮，完成复核。

6. 药品包装

（1）根据药品的数量、体积，选择大小合适的包装材料（纸箱选大不选小）开始装箱。

（2）装箱时要遵循大不压小、重不压轻、整不压零、正反不倒置、最小受力面的原则，并做到固液分离，内服药与外用药分开存放（液体制剂用缓冲纸板包好，易串味药品用塑料袋包好）。

(3) 箱内如有空隙，将衬垫物塞紧，防止药品在运输途中挤压变形，在箱子上方放上一层纸板，防止开箱时划破药品。

7. 药品封箱与贴签

(1) 开始封箱时，若是拼箱，在箱子左上角粘贴拼箱标签或拼箱标志。箱内如有易碎品，粘贴易碎品标签；如有贵重品，粘贴贵重品标签。

(2) 建立出库复核记录，内容包括购货单位、品名、剂型、规格、批号、有效期、数量、生产企业、销售日期、质量状况、复核人等。

8. 药品放置发货区

将复核完成的药品放入相应的发货区。

四、实训测评

按表 S－10－1 所列评分标准进行测评，并做好记录。

表 S－10－1　　实训评分标准

序号	考核内容	考核标准	配分	得分
1	着装	按要求着装，佩戴胸卡，规范整洁	5	
2	按货位及数量进行拣选，拍指示灯	操作规范	10	
3	周转箱放置流水线，扫描周转箱条码，清点药品数量	操作规范	20	
4	核对信息；扫描药品电子监管码，上传；点击复核按钮	操作规范	20	
5	药品拼箱，贴标签并放置发货区	操作规范	20	
6	表格填写规范	内容填写规范、准确，字迹清晰	10	
7	设备检查及用后归位	操作规范	10	
8	清洁卫生	工作结束，认真打扫卫生	5	
合计			100	

实训项目 11　药品的配送（直接配送和委托配送）

一、实训目的

能按 GSP 要求对药品进行运输配送作业，确保在途运输的质量，保证患者用药安全。

二、器材准备

模拟药品库房、药品若干、配送所需单据。

三、实训内容与步骤

1. 直接配送

（1）打印配送明细单。公司配送部门（车队内勤）打印配送明细单。

（2）提货。配送人员从库房提货。

（3）装车。按“先送后装、后送先装”的原则装车。

（4）交接签字。装完车货物无异常，库房与配送人员在配送明细单上签字。

（5）送货。根据配送线路送货至客户。

（6）交货。与客户办理货物交接手续。

（7）财务交账。配送完成后凭配送明细单在财务核对交账。

2. 委托配送

（1）打印配送明细单。发货部门（库房）打印配送明细单。

（2）交接货物。与物流公司当面交接货物。

（3）填写托运单。发货部门提供托运信息，物流公司填写托运单。

（4）物流公司送货。物流公司按照托运要求发到指定地点。

（5）公司提货。公司驻地人员凭二级线路的装车配送单在货运站提货（或委托物流公司直接配送至客户）。

（6）公司送货。根据配送线路送货至客户。

（7）与客户交货。与客户办理货物交接手续，发货完成。

四、实训测评

按直接配送评分标准（表 S－11－1）和委托配送评分标准（表 S－11－2）进行测评，并做好记录。

表 S－11－1　　直接配送实训评分标准

序号	考核内容	考核标准	配分	得分
1	着装	按要求着装，佩戴胸卡，规范整洁	5	
2	打印配送明细单，从库房提货	操作规范	10	
3	装车	操作规范	20	
4	在配送明细单上签字	内容填写规范、准确，字迹清晰	10	
5	送货，与客户办理货物交接手续	操作规范	20	
6	凭配送明细单在财务核对交账	操作规范	20	
7	设备检查及用后归位	操作规范	10	
8	清洁卫生	工作结束，认真打扫卫生	5	
合计			100	

表 S－11－2　　委托配送实训评分标准

序号	考核内容	考核标准	配分	得分
1	着装	按要求着装，佩戴胸卡，规范整洁	5	
2	交接货物并填写托运单	操作规范，内容填写规范、准确，字迹清晰	30	
3	公司提货、送货	操作规范	25	
4	与客户交货	操作规范	25	
5	设备检查及用后归位	操作规范	10	
6	清洁卫生	工作结束，认真打扫卫生	5	
合计			100	

第六章

原料药与常见剂型的储存与养护

原料药是指用于生产各类制剂的原料药物，是制剂中的有效成分。剂型是指根据临床需要与原料药的特点制成一定的形态，为适应治疗或预防的需要而制备的药物应用形式。本章对原料药和常见固体制剂、液体制剂、半固体制剂及注射剂的特点、分类、质量要求做了概述，对原料药和各种剂型的质量变异现象及影响因素做了讲解。通过常见药品剂型储存与养护实训项目开展，使学生会对原料药和常见各种剂型药品进行储存与养护。

§6－1　原料药

学习目标

1. 掌握常见原料药的分类、质量要求。
2. 了解原料药验收的检查项目。
3. 掌握原料药的质量变异现象及影响因素。
4. 能对常见原料药进行储存与养护操作。

原料药是用于生产药物制剂的任何一种物质或几种物质的混合物，在制药时，是药品的一种药理活性成分，是一切药物制剂的基础。只有制成一定的制剂，才可成为药品，供临床使用，因此对原料药制定了严格的国家药典标准。

一、原料药的基本知识

1. 原料药的分类

（1）按照来源分类。

常见的原料药分为化学原料药、生化原料药、中药提取物原料药。原料药中，化学原料药的品种、产量所占比例较大。生化原料药是指从动物或机体器官中提取、分离、纯化而成的用来治疗和诊断疾病的基本物质，常见的有辅酶、肽类、蛋白质等，用于生产生化药制剂。常用的中药提取物原料药有流浸膏和浸膏、固体粉末状中药提取物、植物油脂（含挥发油）提取物、固态晶体中药提取物等。

（2）按照特性分类。

根据原料药的特性，将原料药分为易潮解的原料药，如碳酸氢钠、阿司匹林；易风化的原料药，如咖啡因、硫酸镁、硼砂；遇光易变质的原料药，如磺胺类、苯酚、硝酸银；易吸收二氧化碳的原料药，如氧化镁、磺胺类钠盐、茶碱；易挥发的原料药，如薄荷脑、樟脑以及挥发油类；吸附性较强的原料药，如药用炭、氢氧化铝；生化制品，如胃蛋白酶、甲状腺粉；危险药品，如高锰酸钾；遇氧气易氧化的原料药，如维生素C、硫酸亚铁。

2. 原料药验收质量检查

（1）外观检查。

色、嗅、味符合规定，无异常，无结块、溶化、风化，无灰尘、纸屑等外来杂质，无发霉、发臭、虫蛀、鼠咬等现象。

（2）包装检查。

包装完好，名称、批号、数量、封口、印字等符合要求。

（3）其他检查。

重量（或容量）检查，某些液体原料药需作澄清度检查。

想一想

原料药不同于药物制剂，一般主成分是其本体，具有还原性的原料药应如何储存？具有吸湿性或风化性的药品应如何储存？

二、原料药常见的质量变异及影响因素

1. 常见的质量变异

（1）风化。

含有结晶水的原料药在干燥、湿度低的环境下容易失去部分或者全部结晶水而变成不透明的晶体或者粉末的现象，称为风化。例如，硫酸阿托品、咖啡因、磷酸可待因、葡萄糖等，因失去了结晶水，其化学性质一般不发生变化，而分子质量发生改变，影响使用时剂量的准确性，尤其是有毒药品可能会造成超剂量而发生中毒。

（2）挥发。

具有挥发性的原料药如果包装密封不严或储存的温度过高，易挥发的物质会由液体状态或固体状态变成气态挥发到空气中。挥发性会随着温度的升高而加强，常见的挥发性的原料药有挥发油、乙醇、麻醉乙醚等。

（3）潮解。

有些原料药容易发生潮解，包装封口不严密，包装容器质量差或者保管不当，逐渐吸收潮湿空气中的水分会使药物吸湿膨胀、变软、稀释，使微生物易于生长发生霉变失效。有些药品吸潮后本身的药效不会发生改变，但是会影响剂量使用的准确性，如氯化物、水合氯

醛、枸橼酸钠、硫代硫酸钠、溴化物盐类等。还有些药物吸潮后会发生变质，效价降低甚至失效，如青霉素、胃蛋白酶、强心苷类等。

（4）变色。

很多原料药遇到光、热、氧气容易发生氧化分解而变色，变色后效价可能会降低或失效，也可能会加重不良反应或者增加毒性。例如，甘汞变成深灰色时对人体有剧毒，肾上腺素变成棕色后会失效，挥发油氧化颜色变深而变质，维生素 C 氧化变色会失效。

（5）异臭味。

原料药会因储藏保管不善而发生化学变化产生异臭味，如阿司匹林吸潮水解会产生醋酸味，氨茶碱遇光分解会产生刺激性氨臭味，各种挥发油氧化变质会产生臭味，含有蛋白质的原料药容易腐烂发臭，糖类的原料药容易发酵变酸。

（6）生虫、发霉。

有些原料药，尤其是生药、生化类药品、生物制品、脏器类制品等受潮后容易发生霉变、生虫，如蛋白质、胰岛素、糖类药品和很多生药粉末等。无机和有机原料药一般不容易生虫、发霉。

（7）效价降低。

有些药品如抗生素、生化药品、生物制品等，久储或者储运不当，或在多种因素的影响下，随着有效期的临近，药品的效价会逐渐下降乃至完全消失，或者会增加毒性。

想一想

取料员发现磺胺嘧啶银原料药储存在常温库内，外包装纸板桶盖已经缺失，内包装的塑料袋曾经被打开后没有扎紧。打开一个内包装后发现原本白色的结晶性粉末，现在表面有一层淡灰色，有些部位甚至出现灰棕色。

你认为这样的磺胺嘧啶银原料药是否变质？是否还可以继续用于磺胺嘧啶银乳膏的生产，为什么？

2. 影响因素

根据原料药常见变质现象分析影响原料药质量的因素，主要有光照、空气、温湿度和储存时间。

（1）光照。

由于原料药中浓缩了各种药物成分，光照会促进某些成分的分解或转化，引起原料药和提取物的光化学反应。

（2）空气。

空气中的氧气作为强氧化剂可使多种药物成分被氧化而失效，有些酚羟基类、含巯基类、吩噻嗪类、芳香胺类、吡唑酮类成分等在被氧气氧化后会发生变色；植物油脂和挥发油被氧气氧化后会出现酸败而产生特殊气味。

（3）湿度。

引起各类化学原料药和中药提取物发生变化的重要因素之一是湿度，储存环境中空气湿度比较高时，原料药易吸潮、潮解而发生结块，大多数的原料药和提取物会由于吸湿造成计量不准，还会引起部分成分析出而出现霉变，储存湿度过低会引起有些药物风化，为了充分保证化学原料药和中药提取物的质量，GSP 规定库房的相对湿度应为 35% ~75%。

（4）温度。

导致各类化学原料药和中药提取物发生变化的另一个重要因素是温度，温度升高会促进分解变质、挥发减量和剂型破坏。冷冻储存的原料药如克拉维酸钾（应储存在 -20 ℃），在较高的温度下，会引起药粉出现润湿而发生结块，甚至发生结构变化的现象等。

（5）储存时间。

储存时间的长短直接决定药物是否发生变质。化学原料药和中药提取物原料药的许多药物成分，在储存过程中会受各种因素的影响，有时结构会发生改变，有些变化比较慢，但在长期的储存过程中，这种改变是显而易见的。

【知识链接】

药品稳定性及稳定性试验

药品稳定性是指在规定的条件下保持其有效性和安全性的能力。规定的条件是指在规定的有效期内，以及生产、储存、运输和使用的条件。影响药物发生质量变化的因素主要是通过药物稳定性试验来考察的，药物稳定性试验包括长期稳定性试验和加速稳定性试验。

长期稳定性试验是指在一定的环境条件下（接近实际条件）将药物留样，并定期进行检验。其目的是确认适当的储存条件，为制定产品有效期或复验期提供依据。

加速稳定性试验是指通过使用超常规的储存条件来加速药物化学反应或物理变化，进而评估在运输期间短期的储存条件与标签上规定的条件不符时，可能对药物质量造成的影响。加速稳定性试验是对长期稳定性研究数据的补充。

三、原料药储存与养护要点

1. 原料药的储存要点

一般原料药都应密闭储存，注意包装完好、不受损坏，严防灰尘等异物污染。凡吸潮能发生变化的原料药，储存时应注意防潮，包装密封，于干燥处储存，如碳酸氢钠；易风化的原料药储存时应注意包装严密，不能放置在过于干燥或通风的地方，应置于凉处储存，如咖啡因；避光保存的原料药应置于遮光容器中，密闭于暗处储存，如甘汞；易吸收二氧化碳的原料药不能露置于空气中，应密封，避免与空气接触，如氧化锌；具有特殊臭味的原料药，包括具有挥发性和吸附性的原料药，应分隔储存，避免近旁、同柜、混合堆放，如药用炭、硅碳银、淀粉、乳糖、葡萄糖、氢氧化铝等；维生素 C 类原料药在干燥的室温时较稳定，但吸潮受热后极易分解失效，因此这类原料药应置于干燥凉暗处储存；生化制品及含蛋白质、肽类的原料药，易受温度、光、水分和微生物的影响而引起霉变、腐败、生虫等，使有效成分被破坏或产生异臭，这类原料药要注意密封，置于阴凉避光处储存；危险原料药除按规定储存外，应远离一般库房，置于凉暗处防火储存。

案例分析

根据以下处方组成和稳定性分析，对乙酰氨基酚应如何进行储存与养护？

对乙酰氨基酚（Paracetamol）

【处方组成】用于感冒发热、关节痛、神经痛及偏头痛、癌性痛及手术后止痛。白色结晶性粉末。

【稳定性分析】溶于甲醇、乙醇、二氯乙烯、丙酮和乙酸乙酯，微溶于乙醚和热水，几乎不溶于冷水，不溶于石油醚、戊烷和苯。

2. 原料药的养护要点

（1）温度控制。

1）防热。许多化学原料药遇热容易发生变质，温度升高，原料药的氧化和水解等化学反应加快，分解变质加快。原料药要求低温保存，需要存储在阴凉库甚至冷库中。

2）防挥发。对于易挥发的原料药，温度升高将会加速其挥发而减量。因此，这类药品应密封于凉处保存。

3）防氧化。有些原料药长时间暴露在空气中容易被氧气，温度升高也会加速氧化。此类原料药应注意严格密封，按照其储藏条件的要求进行储存，防止接触到空气。

（2）湿度控制。

1）防潮。原料药的仓库相对湿度一般需要控制在35%～75%，易受潮、吸潮而发生变化导致分解变质的原料药，如碳酸氢钠、甘油、乳酸、氯化钙等，应注意严格密封；有些抗生素原料药，如氯霉素类、青霉素类等，吸潮受热后容易分解失效，甚至会产生有毒物质，需严格密封，在阴凉干燥处保存。

2）防风化。含有结晶水、易风化导致物理变化的原料药，如咖啡因、硫酸镁等，储存于阴凉库，密封包装。

（3）避光。

许多原料药储存与养护时需采取避光措施，遇光易变质的原料药应置于避光容器内，并密闭储存于凉暗处。

（4）防串味。

易串味的原料药应与其他类的原料药分库存放，尤其与吸附力较强的原料药分开，分柜存放、堆放在不同地方，防止串味。

（5）防虫蛀和霉腐。

大部分生化原料药中含有较多蛋白质或多肽，受到温度、水分、光线、微生物的影响，出现生虫、腐败、霉败、有效成分破坏的，应采取密封保存的措施，并置于凉暗处存放。

(6) 防火防爆。

易燃易爆的危险品原料药应严格按照有关部门的规定和制度进行保管养护。仓库内使用防爆冷光源，杜绝明火和摩擦；库房安装专用防盗门；实行双人双锁管理，配备相应的防火设施、监控设施和报警装置，报警装置应当与公安机关报警系统联网。

(7) 在库管理。

对于特殊管理原料药的储存与养护，如一类精神药品、医疗用毒性药品原料药，必须设置专用仓库（柜），库房安装专用防盗门，实行双人双锁管理；配备相应的防火设施、监控设施和报警装置，报警装置应当与公安机关报警系统联网。另须实行“五专管理”，即专人负责、专用账册、专用处方、专柜加锁、专用登记。放射性原料药应存放在专用的放射性药品库。

思考与练习

1. 常见原料药的种类有哪些？
2. 根据以下处方组成和稳定性分析，氢氧化铝应如何进行储存与养护？

氢氧化铝（Aluminium Hydroxide）

【处方组成】抗酸药，白色无结晶性粉末，无臭，无味。

【稳定性分析】性质稳定，但遇热、受潮则制酸力降低。

3. 根据以下处方组成和稳定性分析，咖啡因应如何进行储存与养护？

咖啡因（Caffeine）

【处方组成】本品为中枢兴奋药，白色或带极微黄绿色，有丝光的针状结晶，无臭，味苦。

【稳定性分析】有风化性，风化后部分变成白色粉末。加热至 100 ℃即成无水咖啡因。

§6－2　固体制剂

学习目标

1. 掌握散剂、颗粒剂、胶囊剂、片剂和栓剂的质量变异现象，以及不同类型药品的正确储存与养护方法。
2. 熟悉散剂、颗粒剂、胶囊剂、片剂和栓剂的质量变异产生的原因。
3. 能根据散剂、颗粒剂、胶囊剂、片剂和栓剂的特点，规范储存与养护药品。

固体制剂作为应用最为广泛的药品剂型，在药物制剂中所占比重最大，约为70%。常用的固体制剂包括散剂、颗粒剂、胶囊剂、片剂、栓剂等。固体制剂的共同特点是物理、化学性能稳定性好，生产成本较低，服用、携带方便，剂量准确等。

一、散剂

1. 散剂的基本知识

散剂是指原料药物或与适宜的辅料经粉碎、均匀混合制成的干燥粉末状制剂。

（1）散剂的特点。

1）制法简便，易分散，见效迅速。

2）储存、运输、携带方便。

3）可供内服也可外用，外用覆盖面大，用于外伤流血和溃疡，可起到保护黏膜、吸收分泌物及促进凝血作用。

4）剂量可以随意加减，尤其小儿服用很适宜；药物粉碎后表面积加大，故其臭味、吸湿性、刺激性及化学活性也相应增加。

5）剂量较大的散剂不如丸剂、片剂便于服用。

6）腐蚀性强的、易吸湿变质的药物一般不宜制成散剂。

想一想

腐蚀性强的、易吸湿变质的药物一般适宜制成何种剂型？为什么？

（2）散剂的质量要求。

1）散剂应干燥、疏松、混合均匀、色泽一致。

2）粒度、装量、干燥失重、微生物限度等均应符合《中国药典》（2020 年版）的规定。

3）制备含有毒性药物或药物剂量小的散剂时，应采用等量递加法混匀并过筛。

4）除另有规定外，口服散剂应为细粉，局部用散剂应为最细粉，眼用散剂应为极细粉。

5）散剂分为单剂量包装和多剂量包（分）装，毒性散剂必须单剂量包装，多剂量包装应附分剂量的用具。

【知识链接】

表 6－2－1　粉末等级标准

等级	分等标准
最粗粉	指能全部通过一号筛，但混有能通过三号筛不超过 20% 的粉末
粗粉	指能全部通过二号筛，但混有能通过四号筛不超过 40% 的粉末
中粉	指能全部通过四号筛，但混有能通过五号筛不超过 60% 的粉末
细粉	指能全部通过五号筛，并含能通过六号筛不少于 95% 的粉末
最细粉	指能全部通过六号筛，并含能通过七号筛不少于 95% 的粉末
极细粉	指能全部通过八号筛，并含能通过九号筛不少于 95% 的粉末

2. 散剂的质量变异

（1）吸潮。

由于药物粉碎后表面积增大，因此散剂的吸湿性相比原料药较大，特别是复方散剂更容易吸潮。散剂中药品粉末吸潮后可发生很多变化，如湿润、失去流动性、结块等物理变化。

（2）分层、挥发。

复方散剂若装量不满时，容器中空隙较大，在运输过程中由于各成分密度不同，受震动的影响，使密度不同的成分发生流动，密度大的下沉从而发生分层现象，破坏了散剂的均匀性，造成用药剂量不准。例如，散剂内含有挥发性成分，久储或受热后易挥发，使药物含量减少而影响其药效。

（3）变色。

散剂如因包装或储存养护方法不当，在遇到光、热、空气、吸潮后易出现氧化、分解、变色。变色后的药物，可能出现效价降低、毒性增加等情况，故不能再供药用。

（4）虫蛀、霉变。

中药散剂以及含有胶质、蛋白质、糖类或生化药物散剂，吸潮后容易发生虫蛀、霉变，还可能出现结块、变色等现象。

（5）异臭、异味。

有些散剂由于其主药含有生物制品成分，吸潮、受热后可产生霉味或异臭；有些主药性质不稳定，吸潮、受热后发生分解而产生相应的臭气和异味。例如，阿司匹林吸潮产生醋酸臭气，胃蛋白酶吸潮产生霉变臭，氨茶碱吸潮或吸收二氧化碳后发出氨臭。

（6）微生物污染。

散剂在生产、储存、运输过程中，相比其他制剂，其霉菌和杂菌的污染情况更为严重，不仅会使药品本身的质量不符合要求，甚至有可能对使用者造成危害。

3. 散剂的储存与养护要点

不同的散剂品种常可能发生潮解、风化、挥发、氧化、碳酸化等变化。变质后的情况有结块、变色、发霉等现象。散剂的储存与养护重点是防止吸潮造成结块和霉变。除另有规定外，散剂应密闭储存，含挥发性药物或含易吸潮药物的散剂应密封储存，同时还要结合药物的性质、散剂的包装特点等来综合考虑具体保管方法。

（1）温度控制。

含挥发性药物及含结晶水药物成分的散剂受热后更容易挥发散失，造成药效降低；需特别注意储存过程中温度的控制，应置于干燥阴凉处保存。

（2）湿度控制。

散剂分散度较大，吸湿性能较强，吸潮后常使药物结块，包装上有痕印，特别是加糖的散剂更易吸湿，要特别注意防潮。此外含糖类散剂、中草药散剂或生化药品散剂，吸潮受热易发生虫蛀、生霉现象。需特别注意储存过程中的湿度，应置于密封容器中。要保持库房相对湿度不能超过75%，经常检查在库除湿养护设备，如除湿机、空调的除湿功能等，保证除湿时能正常使用。

（3）避光。

含有化学性质不稳定成分的散剂，遇光易氧化分解变色、变质，需特别注意储存过程中应避光保存。

（4）分库分区隔离存放。

口服散剂与局部用散剂应分区、分库或远离存放；易串味散剂应与其他药品隔开存放，以防串味；特殊管理药品的散剂应专柜、专库存放。

案例分析

根据以下处方组成和稳定性分析，该药品应如何进行储存与养护？

复方颠茄氢氧化铝散

【处方组成】每100包内含：氢氧化铝40 g，碳酸钙25 g，碳酸镁15 g，碳酸氢钠20 g，颠茄浸膏0.25 g，薄荷油0.3 mL。本品为白色或稍带黄色的粉末，味稍咸，具有薄荷味。

【稳定性分析】本品组分中氢氧化铝受潮后制酸力降低；碳酸氢钠受热后分解成碳酸钠，碱性增强，薄荷油受热后容易挥发。

【储存方法】应密闭，在干燥的阴凉处储存。

二、颗粒剂

1. 颗粒剂的基本知识

颗粒剂是指原料药物与适宜的辅料制成具有一定粒度的干燥颗粒状的制剂。颗粒剂可分为可溶颗粒、混悬颗粒、泡腾颗粒、肠溶颗粒、缓释颗粒和控释颗粒等。

（1）颗粒剂的特点。

1）性质稳定，运输、携带、储存方便。

2）流动性较散剂好，易于分剂量。

3）制成可溶颗粒、混悬颗粒和泡腾颗粒保持了液体药剂奏效快的特点，有利于药物在体内的吸收。

4）可根据临床不同的需要，制备成缓、控释颗粒或肠溶颗粒，达到改变作用速度或作用部位效果。

5）可加入适宜的矫味剂，以掩盖某些药物的苦味，尤其用于小儿用药。

6）因含糖较多，易引湿受潮，软化结块，影响质量。

（2）颗粒剂的质量要求。

1）颗粒剂应干燥、颗粒均匀、色泽一致，无吸潮、结块、潮解等现象。

2）凡属挥发性药物或遇热不稳定的药物在制备过程中应注意控制适宜的温度条件，凡遇光不稳定的药物应遮光操作。

3）根据需要可加入适宜的矫味剂、芳香剂、着色剂、分散剂和防腐剂等添加剂。

4）单剂量包装的颗粒剂在标签上要标明每袋（瓶）活性成分的名称和重量。多剂量包装的颗粒剂除应有确切的分剂量方法外，在标签上要标明颗粒中活性成分的名称和重量。

【知识链接】

颗粒剂装量差异

单剂量包装的颗粒剂按下述方法检查，应符合规定。取供试品10袋（瓶），除去包装，分别精密称定每袋（瓶）内容物的重量，求出每袋（瓶）内容物的装量与平均装量。每袋（瓶）装量与平均装量相比较，超出装量差异限度的颗粒剂不得多于2袋（瓶），并不得有1袋（瓶）超出装量差异限度1倍。颗粒剂的装量差异限度，应符合表6－2－2中的有关规定。凡规定检查含量均匀度的颗粒剂，一般不再进行装量差异的检查。

表6－2－2　颗粒剂装量差异限度表

平均装量或标示装量	装量差异限度
1.0 g及1.0 g以下	±10%
1.0 g以上至1.5 g	±8%
1.5 g以上至6.0 g	±7%
6.0 g以上	±5%

2. 颗粒剂的质量变异

颗粒剂与散剂相似，因其表面积较大，吸湿性和风化性都比较显著，极易产生潮解、结块、变色、分解、霉变等变质现象，严重时会影响药品的质量和用药的安全性。因此，颗粒剂的包装一般都用复合膜包装。

3. 颗粒剂的储存与养护要点

颗粒剂均易吸潮，一般都用塑料薄袋包装。若包装封口不严，包装袋过薄易透湿或在潮热条件下储存可发生吸潮结块、软化、发霉甚至生虫等变异现象。颗粒剂保管储存和散剂大致相似，应注意防潮，也要进行防热和避光保存。除另有规定外，颗粒剂应密封，置于干燥处储存，防止受潮。

案例分析

根据以下处方组成和稳定性分析，该药品应如何进行储存与养护？

维生素C颗粒

【规格】2 g（含维生素C 100 mg）。

【性状】本品为黄色可溶性颗粒剂，味甜酸。

【稳定性分析】本品主药维生素C具强还原性，遇空气、光线、潮湿后易氧化变质。铜、铁等金属离子可加速其氧化过程。

【类别】维生素类药。

【储存方法】(1) 遮光，密封，在干燥处保存。(2) 忌与金属容器接触，且不宜久存。

三、胶囊剂

1. 胶囊剂的基本知识

胶囊剂是指原料药物或与适宜辅料填充于空心硬质胶囊壳或密封于软质囊壳中制成的固体制剂。

（1）胶囊剂的特点。

1）药物在体内起效快、生物利用度高。胶囊剂制备不同于片剂、丸剂，在制备时不需加黏合剂和压力，因此在胃肠道中崩解快，服药后 3 ~ 5 min 可崩解释放药物，溶出和吸收好。

2）密封安全，药物的稳定性高。对光、氧气敏感或遇湿不稳定的药物，如维生素、抗生素等，可装入不透光的胶囊中，与外界隔离，避开了光线、空气、水分的影响。

3）掩盖药物的不良嗅味且外观美观。例如，可掩盖氯霉素的苦味、鱼肝油的腥味等，抛光胶囊壳可使外观整洁、美观。

4）弥补其他固体剂型的不足，可使液态药物固体剂型化。普通药油难以制成丸剂、片剂时，宜制成胶囊剂，如鱼肝油胶囊剂等。剂量小、难溶于水、胃肠道内不易吸收的药物可使其溶于适当的油中，制成软胶囊，以利吸收。

5）可延缓药物的释放和定位释药。缓、控释胶囊将药物先制成颗粒，然后用缓释包衣材料按所需比例包衣制成缓释颗粒装入空胶囊中即可达到延效的目的。口服肠溶胶囊剂可定位释放药物于小肠。结肠靶向胶囊剂可用于在结肠段吸收较好的蛋白质类、多肽类药物的制剂。

想一想

结合胶囊剂特点，阐述哪些药物适合制备成胶囊剂。

（2）胶囊剂的质量要求。

1）胶囊剂应整洁，无异臭，不得有黏结、变形、渗漏或囊壳破裂的现象。

2）胶囊剂的内容物不应造成胶囊壳的变质。

3）胶囊剂的崩解时限、溶出度、释放度、含量均匀度、微生物限度等应符合《中国药典》（2020 年版）规定。

【小提示】

胶囊剂的崩解时限

硬胶囊剂或软胶囊剂的崩解时限，除另有规定外，按照崩解时限检查法［《中国药典》（2020 年版，四部）通则 0921］检查，均应符合以下规定：取供试品 6 粒，硬胶囊应在 30 min 内全部崩解，软胶囊应在 1 h 内全部崩解。如有 1 粒不能完全崩解，应另取 6 粒复试，均应符合规定。凡规定检查溶出度或释放度的胶囊剂，可不进行崩解时限的检查。

2. 胶囊剂的质量变异

胶囊壳的主要原料是明胶，如制造不当或储存、运输不当，受温度和湿度的影响，可出现以下变化。

（1）脆裂、漏粉。

硬胶囊在生产过程和储存过程中过于干燥，导致囊壳含水量下降，脆性增加，容易引起脆裂；胶囊内充填药物过多，装瓶时填充物过多，加塞时压力过大或填充不严实，运输时发生震动等，均易造成胶囊破裂而漏粉。

（2）漏液。

软胶囊剂在制备过程中若操作不规范、生产条件不符合要求或受温湿度等因素影响，会导致软胶囊剂内液体出现溢漏现象。溢漏会使软胶囊剂受到污染，发生氧化而发霉、酸败。

（3）黏软变形。

硬胶囊或软胶囊剂如包装不严或储存不当，可因吸潮、受热而发生黏软、发胖变形，甚至生霉变质。

（4）霉变发臭。

装有中药、脏器、蛋白质等成分的胶囊剂，吸潮受热后易出现霉变、异臭等变异现象。

【知识链接】

药用明胶

明胶具有凝胶性、固水性、黏合性和溶解性等多种特性，令明胶在医药行业有广泛的用途，其中最主要的有硬胶囊、软胶囊、代血浆和包衣等。药用明胶是指用于医药产品生产的明胶。其使用方式有些是直接的，如鱼肝油的生产；有些是间接的，如硬胶囊，作为药品的包装物使用。药用明胶和食用明胶、照相明胶、工业明胶一样，都是根据明胶的用途和质量指标要求不同划分出的一类明胶产品。目前，以明胶为原料的药用空心胶囊中重金属（铬、砷、汞、铅等）的含量的限度问题是社会最关注的问题。根据《药用明胶》（QB 2354—2005），药用明胶重金属含量限度如下：镉（Cd）/（mg/kg）≤0.50；铬（Cr）/（mg/kg）≤2.0；砷（As）/（mg/kg）≤0.8。

3. 胶囊剂的储存与养护要点

一般情况下，胶囊剂应密封储藏，储存与养护时应以防潮、防热为主，可结合主药的特性，考虑具体的储存与养护方法。

（1）温湿度控制。

一般胶囊剂都应密封，其存放环境温度不高于 30 ℃，湿度以 70% 左右为宜。但也不宜过分干燥，以免胶囊中的水分过少、脆性增加而发生脆裂、漏粉。含有生药或脏器制剂的胶囊剂，如羚羊角胶囊、蜂王浆胶囊等吸潮、受热后，易发霉、生虫、发臭，因此要特别注意防潮、防热，将其密封置于干燥凉处保存；头孢氨苄胶囊、头孢地尼胶囊等抗生素类胶囊，因吸潮、受热后易出现效价下降、毒性增强，应特别注意防潮、防热，将其密封置于干燥凉暗处，并按照“先产先出、近效期先出”的原则出库；有色胶囊剂在受热、吸湿后除发生软化、粘连、变形、膨胀外，还能出现颜色不均、褪色、变色、表面混浊失去光泽等现象，应特别注意防潮、防热，将其放置于干燥凉处保存。

（2）避光。

凡主药对光线敏感的胶囊剂，如辅酶 Q_{10} 胶囊、维生素 AD 胶丸等，遇光有效成分易被氧化，颜色变深而失效，故应避光保存。

案例分析

根据以下处方组成和稳定性分析，该药品应如何进行储存与养护？

头孢氨苄胶囊

【规格】（1）头孢氨苄 0.125 g/粒。（2）头孢氨苄 0.25 g/粒。

【性状】本品内容物为白色至微黄色结晶性粉末，微臭。

【稳定性分析】（1）本品主药头孢氨苄干燥品室温下稳定，受潮、热影响易水解失效，光照能加快其反应速度。（2）胶囊受潮、受热后能发生黏软、变形，甚至生霉变质。

【类别】β－内酰胺类抗生素，头孢菌素类。

【储存方法】置遮光容器内，密封，在凉暗处保存。

四、片剂

1. 片剂的基本知识

片剂是指原料药物与适宜的辅料制成的圆形片状或异形片状制剂。

（1）片剂的特点。

1）产量大、成本较低，生产机械和自动化程度高。

2）质量稳定。

3）分剂量准确、体积小，便于服用、运输和携带。

4）价格低廉，应用广，可通过各种制剂技术制成各种类型的片剂（缓释、控释、包衣片）。

5）婴幼儿和昏迷病人不易吞服。

6）有些片剂加入的辅料不当会影响药物的崩解度、溶出度和生物利用度。

7）某些含挥发性成分的片剂，久储含量会有所下降。

（2）片剂的质量要求。

外观应完整光洁，色泽均匀；有适宜的硬度和耐磨性；含量准确，重量差异小；溶出度、释放度、含量均匀度、微生物限度等应符合要求。

【小提示】

表 6－2－3　片剂崩解时限规定

片剂种类	崩解时限（min）
普通压制片	15
浸膏片	60
泡腾片	5
糖衣片	60
胃溶薄膜包衣片	30
肠溶衣片	人工胃液中2 h 不得有裂缝、崩解或软化现象，洗涤后换人工肠液，加挡板1 h 内全部崩解或溶散并通过筛网

2. 片剂的质量变异

（1）裂片或松片。

片剂受到震动或经放置后，从腰间开裂或顶部脱落一层的现象称为裂片。片剂的硬度不够，受震动易松散成粉末的现象称为松片。产生裂片或松片的主要原因是药品本身具有纤维性、使用黏合剂和湿润剂不当、压力不均、压力过大或过小、片剂露置空气过久、易吸湿膨胀等。

（2）花斑或异物斑点。

颗粒过硬，或有色片剂的颗粒松紧不匀，润滑剂色泽不好，结晶性药物混合不均，复方制剂（特别是中药片剂）中各成分颜色差别很大等，均可使片剂出现花斑。异物混入颗粒中，可使片剂表面出现异物斑点。

（3）粘连和溶（熔）化。

具有吸湿性或受热易溶（熔）化的药品可发生粘连和溶（熔）化，如复方甘草片吸潮后粘连成团，颜色变黑；含糖成分较多的片剂受潮受热后易粘连和溶（熔）化，如三溴片极易吸潮而部分溶化等。

（4）崩解迟缓、溶出超限。

片剂在规定的时间内未能溶出规定量的药物，即为溶出超限或称为溶出度不合格，这将使片剂难以发挥其应有的疗效。有些片剂的硬度在储存期间可能发生改变，影响片剂的崩解和溶出。一般来说，影响片剂崩解的因素也影响片剂的溶出。

（5）变色。

易引湿、被氧化的药品在潮湿的情况下与金属接触容易发生变色现象，如次碳酸铋片、碘化钾片、阿司匹林片等。经变质变色后的药物，有的毒性增加，有的效力降低，都不能再供药用。

（6）结晶析出。

有些片剂由于储存与养护方法不当，吸潮后易分解、析出结晶，如含阿司匹林的片剂吸潮后易分解产生醋酸和水杨酸，而针状结晶的水杨酸常黏附在片剂表面和包装内壁；含薄荷脑、冰片的片剂受热后挥发性成分易挥发，挥发产生的薄荷脑蒸气遇冷又变成针状或絮状结晶析出，黏附在片剂表面和包装内壁。

（7）发霉、虫蛀。

由于片剂密闭不严或储存不当等原因，吸潮、受热后常引起微生物繁殖而霉坏，霉坏并不限于含有营养物质的片剂，某些化学药品的片剂，因在生产制片时添加了糊精、糖类等辅料，受潮后也可生霉。抗生素、磺胺类抗菌药等因对霉菌无抑制作用，亦可发霉。含有生药、脏器以及蛋白质类成分的片剂，如干酵母片等，吸潮后不仅易发生片剂松散、霉变，还会生虫和产生异臭。

（8）染菌。

片剂在生产时被污染或包装材料不符合卫生要求，瓶内填塞物消毒不彻底等，常常容易引起严重的细菌污染，而外观不发生变化，造成潜在的药品质量隐患。中药片剂染菌现象往往较化学药品更加严重。

【知识链接】

包衣片质量变异

包衣片在制造时较一般片剂操作复杂，需先压片芯然后包衣。在制造过程中对操作工艺和原辅料要求均较严格。如操作不慎或原辅料使用不当可直接影响包衣片的质量，同时储存条件对包衣片质量的影响也比较明显。包衣片常发生的质量变异及原因如下。

（1）褪色：包衣片受潮以及长时间暴露于光线下或制造时片芯及包衣片层不够干燥，均能引起片面色泽减退。

（2）龟裂与爆裂：包糖衣时糖浆与滑石粉用量不当、温度过高、干燥太快，析出粗糖结晶，使片面留有裂缝，或糖的质量不符合要求，或糖衣过分干燥，均可使片面发生裂纹甚至部分包衣开裂。

（3）花斑或色泽不均：包衣不匀或片面粗糙，有色糖浆调配不匀、用量不当，或温度过高、干燥过快，糖浆在片面上析出过快使片面粗糙，未经适当干燥即打光等，都会使片面出现花斑及色泽不均。

（4）起泡、皱皮：包薄膜衣片过程中因固化条件不当，干燥速度过快，或成膜剂的影响，不同片剂表面与衣料特性影响了黏着性，两次包衣之间的加料间隔过短以及包衣物料的浓度不当等，均可引起薄膜衣片的起泡、皱皮。

（5）露边：制造过程中包衣物料用量不当，温度过高或吹风过早，干燥过快，均易发生露边现象。

（6）片面不够光亮：包衣片受潮或进行打光的包衣片片面干燥不当、粗糙以及打光不充分，都会使片面色泽不够光亮。

（7）溶（熔）化、粘连及霉变：包衣片由于包装不够严密、储存不当，吸潮、受热后可发生包衣失去光泽、褪色，严重者可出现溶（熔）化、粘连甚至霉变。

（8）片芯变色：某些药物性质不稳定，如制造、储存不当，可使片芯逐渐发生氧化变色，而药片表面无变化。如硫酸亚铁片片芯变棕黄色、对氨基水杨酸钠片片芯变红褐色，都不可供药用。

(9) 崩解迟缓：包衣片在制造过程中制造不当造成物料与片芯结合较强，或衣层过厚，以及久储等都能使崩解时限超过《中国药典》（2020 年版）规定，出现崩解迟缓现象。

(10) 不能安全通过胃部：肠溶衣片生产过程中由于包衣物料选择和塑性脆性量配比不当，衣层厚度不够均匀或衣层与药物结合强度不够等，均易导致肠溶衣片不能安全通过胃部。

---

3. 片剂的储存与养护要点

片剂宜密封储存，防止受潮、发霉、变质。除另有规定外，一般应将包装好的片剂放在阴凉 20 ℃以下、通风、干燥处储藏。受潮易分解的片剂，应在包装容器内放入一小袋干燥剂（如干燥硅胶）。对光敏感的片剂，应避光保存。

片剂在湿度较大时，糖粉等辅料易吸收水分，可使片剂发生质量变异，因此湿度对片剂质量影响最大；其次是温度、光线，它们亦可促使某些片剂变质失效。在片剂保管养护工作中，要综合考虑片剂所含主药的性质，片剂的类型、辅料及包装等特点。

（1）温度控制。

含有挥发性药物的片剂，受热后能使药物挥发，成分损失，有效成分含量下降，影响药物的疗效。如西瓜霜含片、薄荷喉症片应注意防热，置干燥凉处保存。

（2）湿度控制。

1）一般压制片吸潮后即可发生松片、破碎、发霉、变质等现象，因此均需密封在干燥处保存。一般储存片剂的库房湿度要求较严格，以相对湿度在 45% ~70% 为宜，不得超过 75% 。如遇梅雨季节或相对湿度超过 75% 时，应注意通风或采取其他防潮措施。基层单位如果条件不允许，可选择地势较高、地面有隔潮层的库房存放片剂。如果仓库是楼房，应将片剂存放在底层以外的楼层。

2）包衣片保管要求较一般片剂严，需置于干燥凉处密封保存。包衣片吸潮受热后，包衣褪色、褪光、溶（熔）化、粘连，片面产生花斑甚至膨胀、脱壳、霉变等，含生药、脏器和蛋白质类片剂，吸潮后除产生片剂松散、霉变外，还会生虫、产生异臭，需特别注意在干燥处保存。

3）含糖片剂吸潮受热后易溶（熔）化、粘连及变形，应密封置于干燥凉处保存。

（3）避光。

凡对光敏感的片剂，如维生素 C 片、硫酸亚铁片等，均需装于避光容器内在干燥凉处保存。

（4）隔离存放。

内服片剂、外用片剂、环境卫生消毒用片剂等，均须分开储存，以免混淆错发；有特殊臭味的片剂，也应与其他片剂分开存放，以免串味。

案例分析

根据以下处方组成和稳定性分析，该药品应如何进行储存与养护？

阿司匹林片

【规格】(1) 0.3 g。(2) 0.5 g。

【性状】本品为白色片。

【稳定性分析】本品中阿司匹林在湿热情况下，易分解成醋酸和水杨酸，产生明显的醋酸臭或片剂表面析出针状结晶（水杨酸）。避湿、冷藏可使稳定性增加。

【类别】解热镇痛、抗炎抗风湿药。

【储存方法】(1) 密封在干燥凉处保存，严防受潮。(2) 本品分解后产生的水杨酸对胃黏膜的刺激性增加，故片面析出针状结晶者不可供药用。(3) 本品如出现明显的醋酸臭或储存时间过久，应检验分解产物游离水杨酸是否符合《中国药典》(2020 年版) 规定。

五、栓剂

1. 栓剂的基本知识

栓剂是指原料药物与适宜基质等制成供腔道给药的固体制剂。

(1) 栓剂的特点。

栓剂给药不仅可以起到局部治疗作用，而且可使药物经机体吸收后起全身的治疗作用。

1) 局部作用。由于栓剂具备一定的大小、形状和硬度，可塞入相应的腔道中，使其中的药物分散于黏膜表面而发挥作用。栓剂的不同基质具有不同的释药特性，可以缓和药物的刺激性。

发挥局部作用的直肠栓，常用于通便、止痛、缓和刺激、止痒以及其他肛门、直肠炎症。如甘油栓，由于甘油较高的渗透压和硬脂酸钠的刺激性可引起肠蠕动而呈现通便之效。发挥局部作用的阴道栓，一般用于抗菌消炎、杀虫、月经失调、阴道炎、外阴瘙痒等症。如甲硝唑栓，用于防治厌氧菌引起的妇科、阴道手术切口感染等，治疗阴道滴虫病，疗效显著。

2) 全身作用。栓剂中药物可以通过直肠黏膜吸收入血，起全身的治疗作用，常用于解热、镇痛、镇静、抗菌、消炎等。特别是近年来，吸收促进剂的开发和使用，有许多药物都能在直肠内较好地吸收，从而扩大了栓剂的作用范围，提高了临床治疗效果。如吲哚美辛栓，具有消炎、镇痛、解热作用，常用于治疗风湿性或类风湿性关节炎。

想一想

儿童用的退烧栓和成人用的痔疮栓属于哪一类栓剂？

(2) 栓剂的质量要求。

栓剂外形应完整光滑，塞入腔道后应无刺激性，在体温下应能熔化、软化或溶化，具有适宜的硬度；重量差异、融变时限、释放度、微生物限度等应符合规定。

2. 栓剂的质量变异

（1）外观不透明。

水溶性基质的栓剂可因制造不当或储存中受潮吸收了水分，变不透明。

（2）软化变形。

栓剂若储存温度较高或受潮后，均可引起软化变形或熔化走油。

（3）出汗。

水溶性基质的栓剂如甘油明胶栓，具有较强的引湿性，吸潮后表面附有水珠，俗称“出汗”。

（4）干化。

由于储存时间太长或气候干燥，基质中的水分蒸发，出现表面凹凸不平且颜色深浅不一的干化现象。

（5）变色。

因储存时间过长，受到外界空气、温度、水分等外界因素的影响，发生氧化反应而发生颜色改变现象。

（6）酸败。

因受热、温度、光线、空气等外界因素的影响，或因受到微生物污染，栓剂基质容易分解变质而酸败，并产生较大的刺激性。

3. 栓剂的储存与养护要点

栓剂由于基质的特性，易受温度、湿度的影响而发生融化走油、软化变形等质量变异现象，因此栓剂在储存期间，应充分注意防热、防潮。储存与养护中应注意清洁卫生，防止异物、微生物的污染；运输或储存时避免重压，并且储存时间不宜过长，以免腐败、酸败。

除另有规定外，栓剂应在 30 ℃以下密闭储存，防止因受热、受潮而变形、发霉、变质。水溶性基质的栓剂引湿性强，吸潮后容易发生不透明和出汗的现象，气候干燥时又易干化变硬，故应密闭于凉处储存。对受热易熔化，遇光易变色的栓剂，应密闭、避光，在凉处储存。栓剂在储存中若出现软化、变形、熔化、出汗、干化、酸败、霉变、外观不透明、有明显的花纹和斑点、色泽不一致等现象之一，则不可再供药用。

§6－3　液体制剂

学习目标

1. 掌握水剂、糖浆剂和浸出制剂的质量变异现象，以及不同类型药品的正确储存与养护方法。

2. 熟悉糖浆剂、水剂类、浸出制剂质量变异产生的原因。

3. 能根据糖浆剂、水剂类、浸出制剂的特点，规范储存与养护药品。

液体制剂是指将药物以不同的分散方法和分散程度，分散在适宜的分散介质中制成的液态剂型，可供内服和外用。按照给药途径与应用的方法分为内服和外用，内服如合剂、糖浆剂、口服乳剂等，外用如洗剂、搽剂、滴耳剂等；按照法定药品标准分为无菌液体制剂和非无菌制剂；按照药物的来源不同分为西药液体制剂和中药液体制剂，常见的有水剂、糖浆剂、浸出制剂。

一、液体制剂的基本知识

1. 液体制剂特点

（1）药物的分散度大，吸收快，与相应固体剂型相比能迅速发挥药效。

（2）能减少某些药物的刺激性。

（3）油或油性药物制成乳剂后易服用，吸收好。

（4）易于分剂量，服用方便，特别适用于儿童与老年患者。

（5）给药途径广泛。

（6）化学性质不稳定的药物不宜制成液体制剂。

（7）非均相液体制剂，存在一定程度的不稳定性。

（8）携带、运输、储存都不方便。

（9）水性液体制剂容易霉变，需加入防腐剂，非水溶剂具有一定药理作用，成本高。

2. 液体制剂质量要求

（1）溶液型液体制剂应澄明，乳浊液型或混悬液型制剂的粒子小而均匀，振摇时可均匀分散。

（2）浓度准确、稳定、久储不变。

（3）口服液体制剂应外观好，口感适宜。

（4）外用液体制剂应无刺激性。

（5）液体制剂应具有一定的防腐能力，保存和使用过程中不应发生霉变。

二、水剂

1. 水剂的质量变异

水剂类的药品基本以水为主要溶剂，如果在储存中养护不当，受到各种因素的影响易发生变色、霉变、沉淀、冻结等质量变异的现象。

（1）变色。

受到温度、空气、光线的影响，有些药物的水剂容易氧化分解而发生失色，如盐酸肾上腺素溶液受空气和光的影响极易发生氧化而变色，从粉红色变为棕色最后变成棕褐色而产生沉淀；如磺胺类滴眼剂在遇到光照时颜色会变黄变深。

（2）霉变。

水剂类的药品最明显的特点是稳定性差，防腐能力弱。如果包装密封不严且温度适宜就会容易受到霉菌的污染，发臭、发霉，尤其是合剂、乳剂、芳香水剂和凝胶剂。如果容器帽盖密封不严，滴眼剂就会容易发霉；部分抗菌药物的混悬剂，如磺胺类药物乳剂，由于其抗菌谱较窄，会容易被其他不敏感的微生物污染发生霉变。

（3）沉淀。

药物在水溶液中受到空气的影响容易发生水解、氧化等化学反应或者吸收空气中的二氧化碳产生不溶解于水的沉淀，如某些溶液剂、滴眼剂、合剂、芳香水剂等储存久后会容易发生沉淀。玻璃容器的耐酸、耐碱性以及光线、空气、温度会导致沉淀的发生。

想一想

氯霉素滴眼液储存中塑料滴眼瓶为何要熔封，遮光避光保存？

（4）冻结。

在严寒的环境下或过低的温度下，水剂类药品容易发生冻结。由于水剂类药品体积膨胀，会导致容器的冻裂。凝胶剂、乳剂冻结后会引起分层，破坏剂型，就算解冻以后往往也不能摇匀恢复原状。

2. 水剂储存与养护要点

（1）水剂的储存要点。

水剂类药品一般含药量较低，溶剂为水，因此防腐能力较差，多不稳定，容易发霉变质，有时还会变色、变味、沉淀、分层、挥发、分解等，严寒还会冻结，因此该类药品应密封置于阴凉处。

（2）水剂的养护要点。

1）温度控制。冬季要防冻。由于玻璃包装容器易碎，储运时应注意轻拿轻放，以免破裂损坏。

2）出入库管理。储存时间太长，水剂容易变质，产生混浊现象，这些药品的注射剂要特别注意按批号出库，并按照“先产先出、先进先出，近效期先出”原则，对于储存与养护的药品要及时周转，防止久储。

三、糖浆剂

1. 糖浆剂的质量变异

（1）变色。

有着色剂的糖浆剂容易出现变色，因为着色剂中的色素在光照作用下或者遇到还原性药物会逐渐褪色。糖浆剂尤其是酸性糖浆剂在制备过程中如果加热太久或者储存温度过高，由于转化糖量的增加，也可能形成焦糖，使糖浆剂的颜色变深变暗。

（2）霉变。

糖浆剂在生产过程中被微生物污染之后易生霉和发酵，引起糖浆的变质。引起糖浆剂霉变的主要原因有温度或光线的影响、药材不纯、蔗糖质量不佳不符合《中国药典》（2020 年版）标准、生产环境不洁、制备方法不当、包装密封不严、含糖量太低等。

（3）沉淀。

糖浆剂在储存过程中会出现混浊或沉淀现象，产生混浊或者沉淀的主要原因有蔗糖的质量不符合《中国药典》（2020 年版）的规定要求、糖浆剂中所用的浸出膏浸出浓缩物、流浸膏和浸膏等原料中含不同程度的高分子杂质呈不稳定的胶体状态而出现混浊或沉淀、含糖浓度低导致糖浆酸败、糖浆剂中处方组成中存在配伍不当等。

【知识链接】

糖浆剂的分类

单糖浆：为蔗糖的近饱和水溶液，其浓度为 85%（g/mL），不含任何药物，除可供制备药用糖浆的原料外，还可作为矫味剂和助悬剂。

药用糖浆：为含药物或药材提取物的浓蔗糖水溶液，具有一定的治疗作用，其含糖量为 65% 以上。

芳香糖浆：为含芳香性物质或果汁的浓蔗糖水溶液，主要用作液体药剂的矫味剂。

2. 糖浆剂储存与养护要点

（1）糖浆剂的储存要点。

糖浆剂在储存时应特别注意防热、防污染。炎热季节将糖浆剂置于阴凉通风处，或采取空调降温措施；梅雨季节检查包装封口，如果发现瓶盖长霉，用医用棉花蘸取 75% 的消毒酒精擦洗。

（2）糖浆剂的养护要点。

1）避光措施。糖浆剂应密闭储存于 30 ℃以下的避光处保存，若储存条件不适宜，水分、热、光线均能导致糖浆剂产生霉变、酸败和变色等质量变异现象。

2）防污染、防霉变措施。含糖 80%（g/mL）以上的糖浆剂，微生物在其中不易繁殖，本身具有一定的防腐作用。如储存温度太低会容易析出蔗糖结晶，所以要防止温度过低。而含糖 50%（g/mL）以下的糖浆剂，微生物容易繁殖，要加入防腐剂，保持清洁，预防污染，同时按“先产先出，近效期先出”原则加速流通，不易久储。

3）沉淀的处理措施。糖浆剂在储存的过程中可能会出现混浊或少量沉淀物。如糖浆剂含有少量的沉淀，经振摇后可以均匀分散就可供药用。如糖浆剂已经发生霉变、有大量沉淀物的时候则不能再供药用。

4）温度控制。含糖量较高的糖浆剂在 −21.5 ℃的低温下一般不冻结，原因是其含有一些降低冰点的稳定剂，如乙醇、甘油、多元醇、防腐剂。而含糖量较低的糖浆剂在严寒的地区易发生冻结，冻结后的糖浆剂质地比较松软，不容易冻裂容器，放置在室温环境下可全部自行解冻，如果还不能解冻，可以在不破坏标签的前提下用温水浴进行解冻，药用糖浆含糖量在 60%（g/mL）以上的，一般情况下可不防冻。

四、浸出制剂

1. 浸出制剂的质量变异

（1）沉淀。

大部分酊剂、流浸膏剂产生沉淀的原因不是由于有效成分的变化，而是由于某些杂质引起的。某些大分子杂质（多为植物性生药中某些无效成分，如树胶、蛋白质等）经提取后，有时会呈胶体状态悬浮在液体中，生产时看起来是透明的，但在储存过程中，胶体微粒可以发生凝结而产生混浊或沉淀。流浸膏剂含有效成分的浓度一般较酊剂高 5 倍，比酊剂稠厚，因而储藏过程中可能析出的沉淀会较多。

另外，酊剂、流浸膏剂中药物的溶解度会因为储存温度的降低而减少，发生沉淀。如海葱酊在冬季常有海绵状沉淀产生，当天气转暖后即可转为澄清溶液，并不影响使用。在储存过程中如包装不严密且温度高，可使乙醇挥发、药液变浓而发生沉淀，在这种情况下产生的沉淀一般较多，不仅影响药液的澄清，而且使药液的浓度发生改变。其他如容器玻璃质量较差，在储存期间玻璃表面析出游离碱而使酊剂或流浸膏剂的 pH 值改变，或受温度、光线等影响，都可能使之产生沉淀。

（2）变色。

有些酊剂、流浸膏剂是由含有叶绿素的生药所制成的，储存太久后会使绿色渐变为绿褐色，如颠茄流浸膏、洋地黄酊等。光线会促使其变色，如变色后，含量仍然合格还可供药用。

（3）效价降低。

有些酊剂、流浸膏剂中所含的有效成分不稳定，如洋地黄酊中的强心苷类，麦角酊、麦角流浸膏中的生物碱均容易被破坏而失效。

想一想

常见的浸出制剂有哪些？影响含乙醇浸出制剂稳定性的因素有哪些？

2. 浸出制剂储存与养护要点

（1）浸出制剂的储存要点。

对于含乙醇浸出制剂，注意应密塞瓶口，在阴凉处保存。储存时应特别注意防挥发，及时检查挥发量，加固包装，或采取空调措施。梅雨季节注意检查包装封口。

（2）浸出制剂的养护要点。

1）避光措施。含乙醇浸出制剂一般都应密封在阴凉遮光容器内保存，许多乙醇浸出制剂的有效成分遇光易变质，如阿片酊（含吗啡）、麦角流浸膏、亚硝酸乙酯、癣药水（含酚类）等，在日光照射后，会发生沉淀、变色、效价或含量降低等现象。

2）温度控制。包装浸出制剂应放在瓶中，在阴凉处密封保存。夏季注意防热，不宜堆码过高，尤其注意顶距和灯距。在储存过程中，应经常检查有无挥发减量，若发现有挥发现象应及时整理加固包装。

3）防火措施。储存的地点应严禁烟火，杜绝火源、火种，并防止与易燃物品共存一处，以免发生火灾，因为含乙醇浸出制剂易燃。

4）出入库管理。对于易于分解变质的浸出制剂，除应按照以上的要求进行保管外，还应定期检查，严格掌握“先产先出，近效期先出”的原则，以防久储变质或过期失效。

思考与练习

1. 水剂类药品有哪些质量变异现象？如何进行储存与养护？

2. 请根据以下药物说明书制定其储存与养护主要措施。

复方甘草合剂

【规格】每 100 mL 内含：甘草流浸膏 12 mL、酒石酸锑钾 0.024 g、复方樟脑酊 12 mL、甘油 12 mL。

【性状】棕色或棕黑色液体，稍具甜味。

【稳定性分析】（1）本品久存后可能发生少量沉淀，低温时更易发生，一般不影响使用，可摇匀后服用。(2）本品组分复方樟脑酊中含有阿片酊，其主要为生物碱、吗啡，遇空气、光易分解变质，久存后含量下降。(3）遇低温易冻结，解冻后产生大量沉淀，升温后沉淀大量消失，一般不影响质量。

【类别】镇咳、祛痰药。

3. 请根据以下处方组成，分析该制剂的稳定性及储存与养护方法。

远志糖浆

【规格】100 mL/瓶。每 100 mL 内含：远志流浸膏 20 mL、浓氨溶液 0.4 mL。

【性状】本品为黄棕色的浓厚液体，微有氨臭，呈碱性反应。

§6－4　半固体制剂

学习目标

1. 掌握软膏剂、乳膏剂、糊剂和眼用半固体制剂的质量变异现象，以及不同类型药品的正确储存与养护方法。

2. 熟悉软膏剂、乳膏剂、糊剂、眼用半固体制剂质量变异产生的原因。

3. 能根据软膏剂、乳膏剂、糊剂、眼用半固体制剂的特点，规范储存与养护药品。

半固体制剂是指有效成分与适宜的基质均匀制成的具有适当稠度的膏状制剂，常见的半固体制剂有软膏剂、乳膏剂、糊剂和眼用半固体制剂，眼用半固体制剂包括眼膏剂、眼用乳膏剂和眼用凝胶剂等。半固体制剂主要涂布于皮肤或黏膜，能使药物在长时间内黏附、紧贴或铺展在用药部位，发挥药物的作用。

一、半固体制剂的基本知识

1. 半固体制剂的特点

（1）能在较长时间内紧贴、黏附或铺展在用药部位，主要发挥局部作用包括保护创面、润湿皮肤、局部治疗。用于局部疾病的治疗，如抗感染、消毒、止痒、止痛和麻醉等。软膏剂具有热敏性和触变性。

（2）药物作用于表皮，再渗入表皮下组织。部分药物经透皮吸收发挥全身作用。

2. 半固体制剂的分类

（1）按药物在基质中的分散状态分类。

1）溶液型。溶液型是指药物溶解（或共熔）于所有基质或基质组分（如水相基质或油相基质）中制成的均匀的制剂。

2）混悬型。混悬型是指药物细粉分散于基质中制成的制剂。

（2）按制剂的使用部位分类。

1）皮肤用制剂。如硫磺软膏、鱼石脂软膏等。

2）黏膜用制剂包括以下几种：

①眼用软膏（眼膏剂），供眼用的灭菌软膏，如杆菌肽眼膏、氧氟沙星眼膏等。

②鼻用软膏剂、乳膏剂，用于鼻黏膜炎症，如复方薄荷脑软膏、复方氯马斯汀乳膏等。

③直肠用软膏剂、乳膏剂，如马应龙麝香痔疮膏、复方消炎止痛软膏等。

④阴道用软膏剂、乳膏剂，如已烯雌酚软膏、克林霉素乳膏等。

（3）按药物作用的深度和广度分类。

1）药物在皮肤表面发挥作用的制剂，如氧化锌软膏、硼酸软膏等。

2）药物能透过皮肤表面，在深部皮肤发挥作用的制剂，如复方苯甲酸软膏、复方酮康唑软膏等。

3）药物能透过皮肤表面吸收入血，发挥全身治疗作用的制剂，如硝酸甘油软膏剂、右旋布洛芬乳膏。

【知识链接】

软膏剂、乳膏剂、糊剂和眼用半固体制剂的作用

软膏剂等制剂主要发挥局部作用，多用于皮肤及黏膜，具有滋润皮肤，防止干燥、皴裂等局部的保护作用；同时因加入药物的不同，可防止细菌侵入，具有防腐、消毒、抗菌、消炎、收敛、止痒、止痛、麻醉等局部治疗作用。某些软膏剂、乳膏剂中的药物透皮吸收后，还能发挥全身的治疗作用，达到内病外治的目的。

3. 半固体制剂的质量要求

（1）软膏剂等制剂的基质应均匀、细腻，涂于皮肤或黏膜上应无刺激性、无粗糙感；

眼用半固体制剂基质应过滤并灭菌。

（2）软膏剂等制剂应具有适当的黏稠度，易涂布于皮肤或黏膜上，但不熔化，黏稠度随季节气温的变化很小。

（3）软膏剂等制剂应性质稳定，储存时无酸败、异臭、变色、变硬，乳膏剂和眼用乳膏剂不得有油—水分离及胀气等变质现象。

（4）软膏剂等制剂应无刺激性、过敏性等不良反应。

（5）用于大面积烧伤及严重损伤皮肤的软膏剂与乳膏剂、用于眼部手术及伤口的眼用半固体制剂应无菌，其他软膏剂等制剂的微生物限度检查应符合《中国药典》(2020 年版）规定。

（6）除另有规定外，软膏剂、糊剂应置遮光容器中密闭储存；乳膏剂应密封于遮光容器中，宜置于 25 ℃以下储存，不得冷冻；眼用半固体制剂应置遮光、无菌容器中密封储存，且每个包装的装量应不超过 5 g。

想一想

眼膏剂的质量要求是什么？

4. 半固体制剂的质量检查

（1）包装。

检查包装容器是否严密，运输过程中有无因碰撞、挤压出现破损、漏药现象。检查包装上的标签、说明书和产品合格证等是否符合相关规定。

（2）外观。

软膏剂、乳膏剂和糊剂应色泽一致，不得有变色现象。检查软膏剂是否均匀、细腻，有无酸败异臭、色泽改变、流油发硬、异物产生、变色、霉变等现象。

（3）装量。

用目视对比法检查装量是否符合规定。

二、半固体制剂的质量变异

制备软膏剂、乳膏剂、糊剂和眼用半固体制剂的方法不当或保管不善，不但主药变质，基质也会产生变异而使制剂变质。在储存期间可能发生以下几种质量变异。

1. 流油、发硬

含油脂性基质的半固体制剂可因生产过程中基质用量不适当而较易发生流油、发硬。如加入石蜡或蜂蜡等熔点较高的基质或用量过多时，就会使软膏剂等制剂发硬，而使用熔点较低的基质如液体石蜡等或用量过多就会流油。在储藏中，温度过低亦会使含油脂性基质的软膏剂等制剂发硬，温度过高就会熔化流油。对于水溶性基质和乳剂型基质制成的软膏剂等制剂，久储或温度过高时会引起水分蒸发，导致半固体制剂发硬，甚至干裂。

2. 酸败

用动植物油脂类基质制成的半固体制剂，受光、热、空气、微生物的影响，尤其在含水量过多或储存温度过高时则更容易发生酸败，产生不适的败油臭味。

3. 分离

含不溶性药物的油脂性基质的软膏剂等制剂，受热后基质熔化变稀，药物容易沉于底部而分离。含松馏油等的软膏储于冷处也会发生分离。用乳剂型基质、水溶性基质制成的软膏剂等制剂，久储或受冻后，易使其中水分与基质分离，失去原本的均匀性。

4. 霉变

由于含水溶性基质、乳剂型基质、中草药的软膏剂等制剂中含水分，防腐力差，易于发生霉变而产生异臭。

5. 变色

对于某些不稳定药物制成的软膏剂等制剂，储存中易受空气、光线、温度、容器等因素的影响而发生变色。如磺胺类软膏剂等制剂遇光颜色变暗；水杨酸类软膏剂等制剂见光能使水杨酸氧化为有色物质；氯化氨基汞眼膏遇光线、空气会析出金属汞，使颜色变黑，毒性、刺激性都会增加。

6. 失效

药物与基质或容器之间发生化学作用，或药物受空气、光线、温湿度等影响，均可使药品失效。如重金属盐制成的软膏剂等制剂，往往在储存过程中被氧化或还原（如汞变为氧化汞，黄色氧化汞变为金属汞），药效和外观发生改变，甚至增加了毒性；抗生素类软膏剂等制剂久储后效价会逐渐下降；避孕药膏中的醋酸苯汞，因基质含水，容易分解失效等。

三、半固体制剂的储存与养护要点

1. 半固体制剂的储存要点

软膏剂、乳膏剂、糊剂和眼用半固体制剂在储存期间的稳定性，与其基质、药物的性质、储存的条件（温度、光线、湿度）、容器和包装形式等有关。用凡士林作为基质的软膏剂等制剂一般比较稳定，但若含有某些不稳定的药物，亦容易变质。用动植物油脂作为基质的软膏剂等制剂易于酸败，光线、空气、温度等均能促使其酸败，故不易保存。乳剂型基质、水溶性基质的软膏剂等制剂不稳定，如用塑料管包装，久储后易失水或霉败。因此，软膏剂等制剂应根据药物和基质的性质，结合包装容器的特点进行保管。

练一练

正金油软膏是由薄荷脑、薄荷素油、樟脑、樟油、桉油、丁香罗勒油组成的浅黄色油膏。试分析其稳定性和储存方法。

2. 半固体制剂的养护要点

（1）温度控制。

1）防热。一般软膏剂、乳膏剂、糊剂和眼用半固体制剂应密闭、避光，置于干燥凉处，温度应控制在 25 ℃以下保存。锡管装的半固体制剂应保存在 30 ℃以下。乳剂型基质和水溶性基质制成的软膏剂等制剂，夏季应避热保存，以免水分与基质分离，失去其均匀性。

2）防冻。水溶性、乳剂型基质制成的软膏剂等制剂在冬天应防冻，防止水分与基质的分离，以免影响软膏剂的均匀性。

（2）防串味措施。

对于具有特殊臭味的软膏剂、乳膏剂、糊剂和眼用半固体制剂，如硫磺软膏、盐酸金霉素鱼肝油软膏等，应与一般药物隔离存放，放置于凉处。

（3）避光措施。

眼膏剂应在遮光容器中密封储存。对于塑料管装的水溶性基质的软膏剂等制剂在南方潮热地区多不稳定，储存时应避光，避免重压与久储。为了达到避光要求，可用棕色玻璃管、扇形金属和塑料盒分装，在干燥处密闭保存。若系无色瓶装的必要时也要避光。

（4）出入库管理。

软膏剂、乳膏剂、糊剂和眼用半固体制剂中含有不稳定的药物或基质时，除应根据它们的性质加强保管外，还应掌握“先产先出”原则，避免久储。储运中要防止重压，堆码不宜过高，以防锡管装受压发生变形或破裂。不得倒置侧放，以免破碎、流油、包装变形。

思考与练习

1. 根据以下处方组成和稳定性分析，该制剂应如何进行储存与养护？

复方十一烯酸锌软膏

【规格】（1）10 g/支，每 10 g 内含：十一烯酸锌 2 g、十一烯酸 0.5 g。（2）500 g/瓶，每 100 g 内含：十一烯酸锌 20 g、十一烯酸 5 g。

【性状】本品为白色至淡黄色软膏。

【稳定性】（1）本品若用水溶性基质制成的软膏为白色软膏，虽然含水量较多，但因主药有抑制霉菌的作用，故稳定性较好，不易霉变。但是，如果久储或温度过高，水分易蒸发，可使软膏发硬甚至干裂。（2）本品若用油脂性基质凡士林制成的软膏为淡黄色。在储存中，温度过高可引起软膏流油，温度过低可引起软膏发硬。

【类别】消毒防腐药。

2. 根据以下处方组成和稳定性分析，该制剂应如何进行储存与养护？

鱼石脂软膏

【规格】10%：10 g/支。

【性状】本品为棕黑色软膏，有特臭。

【稳定性】（1）鱼石脂系取硫酸和自鱼化石馏出的含硫矿油相作用，再用氨水中和而制得的一种黏稠液体。因具有焦性沥青样的臭气，故与易吸附的药品一起存放时可引起串味。（2）鱼石脂具有亲水性，本品遇热常引起鱼石脂与基质分离。

【类别】消毒防腐药。

3. 请根据以下处方组成，分析该制剂的稳定性和储存与养护方法。

吲哚美辛乳膏

【规格】1%：吲哚美辛 100 mg/10 g。

【性状】本品为淡黄色乳膏。

§6－5　注射剂的储存与养护

学习目标

1. 掌握注射剂的分类、特点、质量要求。
2. 了解注射剂验收的检查项目。
3. 掌握注射剂常见的质量变异现象及其原因。
4. 能对注射剂进行储存与养护操作。

注射剂是指原料药物或与适宜的辅料制成的供注入体内的无菌制剂。注射剂可分为注射液、注射用无菌粉末和注射用浓溶液，都是临床广泛应用的剂型。

一、注射剂的基本知识

1. 注射剂的特点

（1）注射剂作用迅速可靠，不受 pH 值、酶、食物等影响，无首关效应，可发挥全身或局部定位作用，适用于不宜或不能口服药物的患者。

（2）注射给药不方便，注射时疼痛；安全性不如口服制剂，一旦产生不良反应后果严重。

（3）注射剂研制和生产过程复杂，安全性及机体适应性差，成本较高。

2. 注射剂的质量要求

（1）无菌、无热原。

注射剂内不应含有任何活的微生物，必须符合《中国药典》（2020 年版）无菌检查的要求。注射剂内不应含热原，特别是用量一次超过 5 mL 以上、供静脉注射或脊椎注射的注射剂，必须是热原检查合格的。

（2）安全、稳定。

注射剂必须对机体无毒性反应和无刺激性。注射剂必须具有必要的物理稳定性和化学稳定性，以确保产品在储存期安全、有效。

（3）等渗。

小剂量的针剂需要与血浆等渗或偏高渗；对用量大、供静脉注射的注射剂应具有与血浆相同的或略高于的渗透压；供脊椎腔注射的制剂必须严格等渗。

想一想

大输液注射剂制备为何渗透压应该略高于血浆渗透压，不得低于血浆渗透压？

（4）pH 值。

注射剂应具有与血液相等或相近的 pH 值。

（5）其他。

溶液型注射剂内不得含有可见的异物或混悬物，应符合国家卫生健康委关于澄明度检查的有关规定。此外，有些注射剂还应检查是否有溶血作用、致敏作用等，对不合规格要求的严禁使用。

【知识链接】

注射剂的热原和内毒素

热原是能引起体温升高的杂质，来自细菌内毒素。静脉滴注用的注射剂及易感染热原的品种需做热原检查。检查方法为家兔法。细菌内毒素主要来自革兰阴性细菌，主要成分为脂多糖，对人有致热反应，甚至导致死亡。

细菌内毒素检查以往采用鲎试剂法，利用鲎试剂与细菌内毒素发生凝聚反应进行检查，判断供试品中细菌内毒素的限量是否符合规定。目前鲎试剂已停用，取代检查方法有凝胶法和光度测定法。

3. 注射剂验收质量检查

（1）包装。

对于安瓿等容器、封口、印字的检查，名称、规格、批号、数量等应相符，包装完好。检查安瓿是否有漏气、爆裂的现象；圆柱形瓶装注射剂，应检查其瓶盖、瓶塞密封是否严密、有无松动；大输液、代血浆等大体积的水溶液注射剂，应检查其铝盖、瓶塞密封是否严密，瓶壁是否出现裂纹等。

（2）外观。

注射用粉针应检查药粉是否疏散，色泽是否一致，有无变色、粘连、结块等现象。液体注射剂应检查有无变色、沉淀、生霉等现象；带色的注射剂应检查同一包装内有无颜色深浅不均的情况；若有结晶析出，应检查经加温后是否可以溶化；安瓿是否漏气及有无爆裂。大输液或代血浆应检查瓶塞、铝盖的严密性及瓶壁有无裂纹等。混悬型注射剂应检查有无颗粒粗细不均或分层现象，若有分层现象经振摇后观察是否均匀混悬。

想一想

影响混悬型注射剂稳定性的因素有哪些？

（3）内容物性状。

注射剂在储存、运输过程中澄明度可能会发生变化。注射剂入库验收时，应检视注射剂的澄明度。检查液体注射剂的内容物有无变色，颜色深浅是否一致，是否有絮状物或悬浮物、白点、白块、结晶等现象，对于析出结晶的，还应检查其在加温后是否消失、是否澄清；检查粉末型注射剂，应注意检查其粉末内容物有无色泽不一、变色、粘连、溶（熔）

化、结块等现象。

二、注射剂的质量变异

1. 霉变

注射剂由于安瓿有裂缝，熔封不严密，灭菌不彻底，或铝盖松动等原因，易导致注射液在储存与养护过程中出现絮状沉淀或者悬浮物等霉变现象。特别是营养成分含量较高，本身又无抑菌作用的药品，如甘露醇注射液、葡萄糖注射液等，更易发生霉变现象。

2. 变色

注射剂受氧气、光线、温度、重金属离子等的影响，易发生氧化和分解等化学变化而引起质量变异，其中变色是注射剂质量变异的一个重要标志。某些易氧化注射剂在安瓿内充有惰性气体（如氮气或二氧化碳），以排除溶液中、安瓿空隙内的空气，或加有抗氧剂等附加剂，以使制剂稳定。由于操作不慎或生产中通入惰性气量不足，使空气排除未尽，或灭菌时受热不均匀，或储存与养护不当，仍可使注射剂逐渐氧化分解发生变色现象。同一批号的产品有时会出现色泽深浅不一的现象。

3. 白点、白块

经过验收合格的某些注射剂，经过长时间的储存，可能出现小白点、小白块，甚至使药品的溶液产生混浊、沉淀。产生这种情况的主要原因包括以下三个方面。

（1）受药品生产中的原材料影响：含钙盐、钠盐注射剂等在储存期间很容易产生白点。

（2）安瓿本身的质量影响：安瓿玻璃的硬度偏高同时使药液本身的酸碱度发生改变时，也能使注射剂产生白点、白块。

（3）其他：注射剂如在生产过程中过滤不完全、安瓿未洗干净、药品本身吸收了二氧化碳等，都有可能使注射剂中出现小白点、小白块。

4. 析出结晶或沉淀

某些注射剂（如磺胺嘧啶钠注射剂）在储存与养护过程中容易析出结晶。有些油溶媒注射剂遇冷时也会析出结晶，但其在热水中加温仍可溶解而使溶液澄明，并在冷却至室温后也不再析出结晶。对于药品本身已分解变质而析出结晶或产生沉淀的注射剂，就不能再供药用。

5. 冻结

含水溶媒的注射剂在温度很低时易产生冻结现象，一般浓度低的溶液较浓度高的溶液易产生冻结现象（冰点下降）。若浓度相同，体积大的则不易发生冻结。冻结后的注射剂一般有以下三种情形。

（1）大多数注射剂在 $-5 \sim -4$ ℃时可发生冻结现象，解冻后注射剂一般无质量变化。有的注射剂（如盐酸麻黄碱注射剂等）解冻后有结晶析出，但会逐渐溶解至完全消失。

（2）某些注射剂因受冻后使药品发生变质现象，致使不可再供药用。如胰岛素注射剂受冻后其蛋白质发生变性。

（3）大输液在储存过程中如果受冻，易使容器发生破裂，造成药液污染或损失。

6. 脱片

普通安瓿耐碱或耐腐蚀性不强，如装入含钙、钠盐类或碱性较强的药物的注射液，往往在灭菌后或长期储存时，由于药液对玻璃的侵蚀作用而发生“脱片”（即药液中出现闪光的玻璃屑）及混浊现象。温度越高，脱片现象越严重。此类药品宜换用硬质中性玻璃安瓿，如含钡玻璃安瓿耐碱性能较好，含锆玻璃安瓿耐酸耐碱性能均较好，可不受药品的侵蚀。

7. 结块、萎缩

针对注射用粉针和注射用冻干粉针剂型，由于制备过程中盛装容器没有完全干燥，容器封口不严密以及受到光线、热等因素的影响均可导致注射用无菌粉末发生结块、变色、黏瓶、溶化、萎缩等变质现象。

【小提示】

注射用无菌粉末包括注射用粉针和注射用冻干粉针剂型，是将供注射用的无菌粉末状药物装入西林瓶或其他适宜容器中，临用前加入适当的溶剂溶解或混悬而成的制剂，如青霉素G钠。

三、注射剂的储存与养护要点

1. 注射剂的储存要点

除另有规定外，注射剂应置于玻璃容器内，密封或熔封。避光，在凉暗处保存。冬季严防冻结。橡胶塞小瓶粉针剂应防潮以免引起黏瓶结块，大输液不得横置倒放，不要振动、挤压、碰撞瓶塞而漏气。储存中不得出现变色、生霉，析出结晶和沉淀，产生白点和白块，冻结等现象。抗生素类注射剂的性质一般都不太稳定，遇热后易分解，效价降低，故一般应置于凉处避光保存；胰岛素等对热特别不稳定的注射剂应在冷暗处保存，但该类注射剂储存温度不宜过低，以免发生冻结、变性而使药效降低。

2. 注射剂的养护要点

（1）温度控制。

1）防热。注射剂储存温度必须按照药品包装标签说明书上标识的温度进行储存。蛋白同化激素、葡萄糖注射液、氯化钠注射液一般储存在阴凉库或常温库；注射用胸腺素类、胰岛素、脏器或酶类注射剂和具有蛋白质性质的注射剂生物制品（如破伤风抗毒素、白喉抗毒素、白蛋白、冻干人血浆等）一般都怕热、怕光，有的还怕冻，温度过高或过低均易使蛋白质变性，故最好置于普通冷库（2~8 ℃）；脊髓灰质炎减毒活疫苗长期储存时，应储存在冷冻库中（-20 ℃以下）才能保证有效期内性质稳定。

2）防冻。药物受冻后可能因为容器破裂被污染或药品本身发生质变，所以水溶液注射剂在冬季注意防冻，库房温度一般保持在0 ℃以上。20%~50%（质量分数）葡萄糖注射液由于浓度较大，冰点温度较低，在-13~-11 ℃才发生冻结，库房温度可以适当降低。

练一练

查阅注射剂药品说明书，列举哪些应放置于常温库、阴凉库、冷库和冷冻库。

（2）湿度控制。

注射剂仓库相对湿度一般控制在 35% ~75%。小瓶装注射用粉针剂的封口是橡胶塞外轧铝盖再烫蜡，不能保证完全不漏气，仍可能受潮变质。尤其是在储运过程中骤冷骤热，使瓶内的空气骤然膨胀或收缩，致使外界潮湿空气进入瓶内，药品发生变色、结块，从而变质，所以在储存中应注意湿度控制。

（3）避光措施。

注射剂应按照药品包装上规定的条件采取遮光措施，除另有规定外，注射剂应遮光储存，并按《中国药典》（2020 年版）规定的条件保管。对氨基水杨酸钠、维生素类等化学活性强的药物注射剂，遇光均易变色、变质、产生沉淀等，在储存保管中应注意采取各种遮光措施，尤其需防止紫外线的照射。油溶性注射剂的溶剂是植物油，含有不饱和脂肪酸，易受日光、空气或高温的影响发生变色，进而发生氧化酸败，所以储存中应避光、避热。溶媒为乙醇、丙二醇、甘油或它们的混合液的注射剂，如氯霉素注射液等，在储存过程中见光或受热易分解、失效，应将其避光储存于阴凉处。

（4）出入库管理。

钙盐、钠盐的注射剂，如氯化钠、乳酸钠、枸橼酸钠、碘化钠、碳酸氢钠、氯化钙、溴化钙、葡萄糖酸钙等，储存时间太长，药液侵蚀玻璃，产生脱片及混浊现象，这些药品的注射剂要特别注意按批号出库，并注意“先进先出，近期先出”。

思考与练习

1. 对于维生素 C 针剂的储存，由于影响其稳定性的因素主要是水分、温度和 pH 值，因此在储存和使用该药品时应该怎样保证其质量?

2. 请根据以下处方组成，分析该制剂的稳定性和储存与养护方法。

胰岛素注射液

【处方组成】规格：100 mL：400 U；20 mL：800 U。本品为无色或几乎无色的澄明液体。系降血糖药。

3. 请根据该药物说明书制定其储存与养护主要措施。

尼莫地平注射液

【成分】本品主要成分为尼莫地平。

【性状】本品为几乎无色的澄明液体。

【类别】钙通道阻滞药。并有抑制血小板聚集、抗血栓形成的作用。防蛛蛛网膜干腔出血引起的脑血管痉挛及缺血性脑血管疾病。

【稳定性】(1) 本品中的主要成分尼莫地平遇光易变质，因此应避光储存。(2) 其溶媒为乙醇，不易冻结，因此，无须防冻。(3) 本品多为胶塞铝盖包装，易吸潮，长时间倒置可能导致污染变质。因此，应注意防潮，不得倒置。

实训项目 12 常见药品剂型储存与养护

一、实训目的

1. 会对在库药品进行常规储存与养护。
2. 能够分析所检查的药品储存条件是否合理。
3. 能对不合理储存与养护方案采取相应措施。

二、器材准备

常见药品剂型、货架、药品阴凉柜、药品冷藏柜、通风设备、灭火器等。

三、实训内容与步骤

1. 常见药品剂型的储存与养护

（1）利巴韦林颗粒剂。

【处方组成】每袋含利巴韦林 50 mg。

【性状】本品为白色或类白色颗粒。

【稳定性】本品具有吸湿性，易吸潮、结块、霉变。

【储存与养护方法】1）密封，放置于阴凉库储存。2）不宜久储。

（2）阿司匹林片剂。

【处方组成】本品每片含主要成分阿司匹林 0. 3 g。

【性状】本品为白色片。

【稳定性】1）阿司匹林在干燥的空气中稳定，在潮湿的空气中缓慢水解成水杨酸和乙酸。2）雨季或常温库湿度达到 80%，易导致阿司匹林水解，应降低湿度。

【储存与养护方法】1）密封，置阴凉干燥处储存。2）有明显酸味后说明药品已水解不可供药用。

（3）头孢拉定胶囊剂。

【处方组成】每粒含头孢拉定 0. 25 g（按 $C_{16}H_{19}N_3O_4S$ 计算）。

【性状】本品内容物为白色至类白色或淡黄色粉末或颗粒。

【稳定性】1）头孢拉定干燥品在室温下稳定，受光、热、潮湿影响易水解失效。2）胶囊受潮、受热后易发软、变形，甚至发霉变质。

【储存与养护方法分析】1）避光、密封，放置于阴凉库储存。2）潮湿地区应加强养护检查。3）不宜久储。

（4）小儿止咳糖浆。

【处方组成】每瓶 60 mL，处方中含甘草流浸膏、桔梗流浸膏、氯化铵、橙皮酊。

【性状】本品为红棕色的半透明黏稠液体，味甜。

【稳定性】糖浆剂受热或被微生物污染易发霉变质；遇光易氧化分解。

【储存与养护方法】1）密封，避光置于干燥处储存。2）含少量沉淀，经振摇能均匀分散则可供药用，但大量沉淀则不能再供药用。

（5）维生素 C 注射液。

【处方组成】2.5 mL；1 g。

【性状】本品为无色或微黄色澄明液体。

【稳定性】1）久储本品主药维生素容易遇光、高温、金属离子氧化变色。2）本品是以水为溶剂的注射剂，冬季易冻结。

【储存与养护方法】1）避光，密闭保存。2）出现颜色变黄、深浅不一则不得供药用。3）注意有效期。

（6）复方醋酸地塞米松乳膏。

【处方组成】本品为复方制剂，每克含醋酸地塞米松 0.75 mg，樟脑 10 mg，薄荷脑 10 mg。

【性状】本品为白色乳膏，有樟脑的特异芳香。

【稳定性】1）本品性质稳定，但组分中樟脑、薄荷脑等遇热易挥发。2）本品性状发生改变时禁止使用。

【储存与养护方法】密封，在阴凉处（不超过 20 ℃）保存。

（7）甲硝唑栓剂。

【处方组成】本品每粒含主要成分甲硝唑 0.5 g。

【性状】本品为乳白色至淡黄色脂溶性栓。

【稳定性】本品遇热易软化变形，甚至熔化；太阳光的直射引发药品变质现象。

【储存与养护方法】1）遮光，密封，在 30 ℃以下保存。2）不宜久储。

2. 实训步骤

将上述药品编号，学生随机抽签，每次抽取 4 种，对药品进行分析，将相关内容填入表 S-12-1。

表 S-12-1　　实训情况

序号	1	2	3	4
药品名称				
性状				
质量稳定性分析				
现有储存与养护方法合理性分析				
正确的养护方案				
采取应对措施				

四、实训测评

按表 S－12－2 所列评分标准进行测评，并做好记录。

表 S－12－2　　实训评分标准

序号	考核内容	考核标准	配分	得分
1	着装	按要求着装，佩戴胸卡，规范整洁	10	
2	性状	正确描述该药品性状	20	
3	质量稳定性分析	正确分析该药品质量稳定性	20	
4	现有储存条件合理性分析	合理分析储存与养护方案	20	
5	正确的养护方案	养护方案分析全面、正确	10	
6	解决方法	写明具体采取何种措施达到养护要求	10	
7	清洁卫生	工作结束，认真打扫卫生	10	
合计			100	

第七章

中药的储存与养护

中药的储存与养护是一门运用现代技术和方法，专门研究中药储存保管，防止质量变异，保证中药质量的专业技术。本章对中药材、中药饮片和中成药在中药商品在库环节的科学保管和养护技术工作做了讲解。通过中药饮片储存与养护实训项目的开展，使学生会对中药进行储存与养护。

§7－1　中药储存常见质量变异现象及影响因素

学习目标

1. 掌握中药储存常见质量变异现象。
2. 熟悉影响中药储存质量的因素。

一、中药储存常见质量变异现象

1. 霉变

霉变又称发霉，是指中药受潮后霉菌在适宜温度下在其表面或内部滋生的现象。我国长江以南地区，夏季炎热、潮湿，药材最易发霉。易霉变的中药有车前子、马齿苋、牛膝、大青叶、独活、紫菀、陈皮、前胡、佛手等。常见霉菌有黑酵母菌、绿霉菌、云白霉、兰霉菌等。

2. 虫蛀

虫蛀是指害虫侵入中药内部，导致中药疗效降低或药用价值丧失的破坏现象。多发生在含糖类、脂肪、蛋白质等成分的中药中，如葛根、山药、北沙参、大黄、天花粉等。据统计，易虫蛀的中药有400余种，极易虫蛀的有100～200种。常见中药害虫有玉米象、大谷盗、烟草甲、赤拟谷盗、药谷盗、锯谷盗、粉螨等数十种。

3. 泛油

中药泛油又称走油或浸油，是指某些含油中药的油质溢于药材表面的现象。中药泛油包括三种不同的质量变异现象：含植物油脂多的药材（如杏仁、桃仁等），出现内外色泽严重加深，油脂渗透外表，具有油哈味；动物类药材（如刺猬皮、蛤蚧、九香虫等），躯体易残，色泽加深，外表呈油样物质，油哈味强烈；含黏液质多的药材（如枸杞、天冬、党参等），质地变软，外表发黏，内外色泽加深，但无油哈味。

4. 变色

变色是指中药在采收加工、储存过程中固有的色泽发生变化的现象。变色较严重表示中药变质失效，不能再供药用。易变色的药材有红花、玫瑰花、槐花、通草、莲子心、佛手片、麻黄等。

想一想

孙思邈《千金翼方》中记载："夫药采取不知时节，不以阴干暴干，虽有药名，终无药实，故不依时采取，与朽木不殊，虚费人工。"该段话如何理解？对中药实际工作有何指导意义？

5. 气味散失

气味散失是指一些中药含有易挥发的成分（如含挥发油等），因储藏保管不当而造成挥发损失，使药材的气味发生改变的现象。中药具有正常气味，久储或养护不当，会引起中药气味严重散失，甚至失效。气味易散失的中药主要是伞形科、木兰科、松科、樟科、芸香科、桃金娘科及姜科等植物药材，如当归、降香、厚朴、金银花、紫苏叶花椒、樟脑、薄荷、乳香、麝香、冰片等。

6. 风化

风化是指含有结晶水的无机盐类中药在干燥空气中失去一部分或全部结晶水，在表面形成粉末状物的变异现象。中药风化之后，其质量和药性也随之发生变化，风化后中药的药用价值依风化产物而定。如芒硝风化后成为风化硝，芒硝具有泻热通便、润燥软坚、清火消肿的作用，主要用于治疗实热便秘、肠痈等病证；风化硝质量纯净，主要是清上焦热，用于治疗牙龈肿痛、目赤肿痛等上焦病证。胆矾、硼砂等因风化不完全，仅在表面形成粉末状物，仍可入药。绿矾风化产物为碱式硫酸铁，则不宜作药用。

7. 潮解

潮解是指中药所含的可溶性糖和无机盐成分被空气中的水逐渐溶解的现象。中药本身含有一定的水分，而且能不断地从空气中吸收水蒸气。当含水量达到一定程度时，就会逐渐地分解变质，失去药用价值。易潮解的中药有柿霜、芒硝、大青盐、硼砂、秋石、绿矾、海藻、昆布、盐制白参、盐制全蝎、矾制天冬等。

8. 升华

升华是指固体中药不经过液体阶段，直接转变为气体挥散的现象。部分中药主要含挥发油，在包装不严、暴露在空气中时，会随着温度升高而发生升华，温度愈高，升华愈快，如薄荷脑、樟脑、冰片等。

9. 熔化

熔化是指中药受热后，质地变软或黏结成团，甚至变成液体，失去原有形状的一种现象，如鸡血藤膏遇热则变成液体，发生融流；阿胶遇热则熔化、粘连；蜂蜡遇热则先软化，随着温度的继续升高，就会产生融流；乳香遇热则失去原有颗粒性，变软，黏结成不具一定形状的团块。耐热性能差、吸湿性强、品质纯度低的中药易出现熔化。易熔化的中药主要有鹿胶、蜂胶、阿胶、龟板胶、没药、乳香、阿魏等。

10. 腐烂

腐烂是指某些鲜活药材，因受温度、空气及微生物的影响，引起发热，使微生物的繁殖和活动增加，导致药材酸败、臭腐的现象，如鲜芦根、鲜生地、鲜生姜、鲜茅根、鲜石斛、鲜菖蒲等。药材一旦腐烂，则不能再入药。

11. 自燃

自燃是指一些质地轻薄松散的中药由于储存不当发生燃烧的现象。易发生自燃现象的中药有红花、甘松、艾叶、柏子仁等。自燃现象的发生与温度有密切关系。中药干燥不适度，或在包装码垛前吸潮，在紧实状态下，细胞代谢产生的热量不能散发，当温度积聚到 67 ℃以上时，热量便能从中心一下冲出垛外，轻者起烟，重者着火。

12. 鼠咬

鼠类喜欢吃的中药含有糖类、蛋白质、脂肪等，如山药、泽泻、白芍、党参、葛根等。鼠类可以吃掉大量的药材，还有储存药材的习惯。鼠类偷食药材后不但排泄粪便，污染药材，还会传播病原体。

除上述各类变异外，还有中药变味、干裂、枯干、枯朽等变质现象，也应在储存与养护中加以防治，以避免中药的变质。

想一想

影响中药质量变异的因素有哪些？

二、影响中药储存质量的因素

中药在储存过程中，容易在外界环境条件和自身性质的相互作用下发生物理或化学变化。因中药大都含有淀粉、脂肪、蛋白质、纤维素、鞣质等成分，所以如果储存不当，易发生发霉、虫蛀、泛油、变色、气味散失等现象，直接影响中药的质量和疗效。因此，研究中药的科学保管对保证用药的安全、有效，减少中药的损耗具有重要意义。

1. 内在因素

（1）中药的含水量。

中药的含水量直接影响其质量与重量，控制水分是中药（特别是药材）养护工作的首要问题。在一定条件下，药材的含水量越高，虫害越严重，霉菌新陈代谢越强，其生长繁殖越快。因此，水分含量的控制和测定，是中药养护过程中进行监测和监控的主要指标。一般来说，如果空气湿度不超过 70%，温度在 25 ℃以下，药材本身含水量在 10% 以下，药材就可以安全储存。

（2）中药的化学成分及其性质。

中药的化学成分极为复杂，通常可分为水溶性物质和非水溶性物质两大类。属于水溶性物质的有糖、果胶、水溶性维生素、部分生物碱、有机物、鞣质、色素、苷类及大部分无机盐类。属于非水溶性物质的有纤维素、半纤维素、原果胶、脂肪、蛋白质、淀粉、脂溶性维生素、挥发油、树脂、部分生物碱、不溶性无机盐类等。在中药的加工、干燥、炮制以及储存过程中，其化学成分不断发生变化，因此会引起质的改变，以致影响药效。中药储存与养护的目的，就在于控制中药的化学成分，使其符合医疗的要求。因此，只有了解中药化学成分的特性及其变化的规律，才能创造良好的储存与养护条件，达到防止中药变质的目的。

1）生物碱类。生物碱广泛分布于植物界中，其中双子叶植物类的豆科、毛茛科、茄科、罂粟科、防己科、小檗科等科属含生物碱较多。生物碱在中药中的含量高低不一，从千万分之几到百分之几不等。含有生物碱的中药，若干燥的方法不恰当，其含量可能降低，若长久与空气和日光接触，可能有部分氧化、分解而变质。故此类中药宜避光储存。

2）苷类。苷类又名配糖体，在植物界中分布较广，具有容易分解的特性。因为含有苷类的植物大都含有能将苷水解的酶，虽然苷和酶不处在同一细胞中，细胞壁有半渗透性，它们并不接触，在植物生存时酶对苷不起作用，但当植物组织损伤或死亡时则迅速作用。因此，药材采收后，必须用适当的温度迅速予以干燥。多数含苷类化合物的药材可在 55 ~ 60 ℃干燥，在此温度下酶被破坏而失去作用。有一些含苷药材在储存前应先使其发酵，以产生有效成分，如从香荚中提取香荚醛。有的药材在应用时须先加水，放在适当温度下，促使其所含的苷与酶进行水解，如从芥子中提取芥子油，从苦杏仁中提取苦杏仁水。此类药材不宜用 60 ℃干燥，以免所含的酶失去作用。

3）鞣质类。鞣质又名单宁，它是一种多元酚，具有收敛性，能与蛋白质结合形成不溶于水的沉淀物，在植物界中分布极广，大多含于树皮中，在木材、果实中也常含有。寄生于植物上的昆虫所产生的虫瘿也含有大量的鞣质，如五倍子。鞣质在植物细胞液中呈溶解状态，而且常沉积于细胞壁，有时呈游离状态，有时与其他化合物（如生物碱）结合而存在。新鲜树皮的表面常常是淡色的，但经过一些时间，就会变成棕色或红色。这是因为其中的鞣质与空气接触时，特别在酶（如氧化酶或过氧化酶）的影响下，容易氧化为红棕色或更深色，且不溶于冷水的物质。药用植物受伤、破碎或切开后，稍放置即变色，而且变色的程度与鞣质的含量成正比，这是因为鞣质的氧化，植物组织与空气接触时间越久，变色越深。故防止鞣质氧化变色，一方面要减少与氧接触，另一方面是破坏或抑制氧化酶的活性。对于含有鞣质的药材，在加工过程中，若处理不当，常可形成不同颜色。鞣质与锡长时间加热共煮，能生成玫瑰色化合物，遇铁盐变成黑色，会直接影响加工品的质量。因此，在加工与储藏时对容器及用具的选择是十分重要的。

4）油脂类。油脂类包括脂肪和油，在植物界分布很广，存在于植物的各个部位，包括茎、叶、根、花、果实和种子等。脂肪在叶子中的含量为 0.4% ~ 5.0%，如薄荷叶含脂肪 5%（以干燥重量计）；脂肪在根和茎中的含量与叶子中的相似，如绵马根、远志等；脂肪在果实及种子中常常大量积累，特别在种子中，脂肪往往成为主要成分，如橄榄含脂肪50%，蓖麻含脂肪60%，花粉及孢子含脂肪30% ~50%。新鲜的脂肪和油如果储存不当，容易产生让人不快的臭味，油脂中的游离酸也随之增多，这种现象称为油脂的“酸败”。氧气、光线、温度、水分以及油脂中的杂质等因素均能加速油脂的酸败，所以含有大量油脂的中药应除去水分与杂质，尽可能存于密闭容器中，置于避光、低温、干燥处储存。

5）挥发油类。挥发油又称精油，在植物界分布较广，存在于植物体的各器官中。各种药材的挥发油含量很不相同，有的药材含量较低，有的含量则可达20%左右，如荜澄茄含挥发油约12%，丁香含挥发油约18%。有些挥发油接触空气易氧化变质，使油的比重增加，颜色和香气均改变，甚至会形成树脂样物质。因此含挥发油的药材最好保存在密闭容器中，大量储存时应堆放在凉爽避光的库房中。必须控制好温度，夏季尤需注意，因为温度过高，所含挥发油易散失或走油，并且堆垛不宜紧密、重压，以免破坏药材的含油组织。此类药材在加工时应采用较低温度干燥，一般不宜超过35 ℃，以免挥发油散失。某些含有挥发油的药材，其本身具有杀虫、杀菌的作用，在储存过程中，不仅自己在较差的外界条件下可不霉不蛀，与其他药材共同存放，还可使其他药材避免虫蛀，如丁香、花椒、大蒜等。

6）植物色素类。植物的各个器官呈现不同天然的色彩，这是由于植物色素的存在。药材的色泽是鉴别其品质优劣的重要指标之一。植物中有些色素比较稳定，受加工影响较少；有些色素则易于发生变化，加工处理时应特别注意，如花青素的色彩因反应的不同而呈现各种颜色，酸性溶液中为红色，碱性溶液中为蓝色，中性溶液中为紫色；遇金属盐类如铁、锡、铜等则变蓝，甚至出现黑色，使色素沉淀；加热也会促使色素分解、褪色；在日光或氧气的影响下，也能使色泽发生变化。含有色素的药材在干燥以及加工储存时，必须根据其性质调整适宜的温度和酸碱度，尽量避免采用铁质工具和容器，干燥时避免在强烈的日光下暴晒，储藏期间应防止氧化及日光的照射，以保持其固有的色泽。

练一练

含挥发油类中药应该如何储存？

2. 外在因素

（1）自然因素。

自然因素包括空气、温度、湿度、光照等。

1）空气。中药在储存过程中，空气中的氧气和臭氧对其变质起关键性作用。臭氧在空气中的含量虽然微少，却对中药的质量产生极大的影响，因为臭氧作为一个强氧化剂，可以加速中药中有机物质，特别是油的氧化变质。氧气对于中药颜色的改变，起着很大的作用。若中药成分的结构中含有酚羟基，在酶的参与下，经过氧化、聚合等作用，可形成大分子化合物，使其颜色加深。中药在储存过程中色泽往往由浅变深，如含羟基蒽醌类、鞣质类等的药材易变色，这种变色就是氧化变色。

2）温度。温度对中药储存保管影响很大，能直接引起潮解、熔化、挥发、霉变等各种变化。中药在15～20 ℃下成分比较稳定，但随着温度升高，可使中药水分蒸发失去润泽而变得酥脆、干裂，氧化、水解反应加快，泛油、气味散失加快。动物类、胶类和部分树脂类中药会发生变软、变形、熔化等现象，如中药乳香受热熔化变软、变形。当温度升至34 ℃以上时，含脂肪较多的中药（如杏仁、桃仁、柏子仁等）以及动物类药材油质外溢，形成泛油，产生油哈味，药材颜色加深，导致药材的质量降低。温度升高，使芳香类中药的挥发油加速挥发，芳香气味降低（如薄荷、丁香等）。温度过低，对一些新鲜药材，如鲜地黄、鲜首乌等，或含水量较高的药材，也有一定的危害。由于0 ℃以下的低温可使药材中的水分结冰，引起局部细胞死亡，导致不可逆的损害，在解冻后，不能恢复到原来的新鲜状态，颜色往往变深，品质变劣。

3）湿度。中药的含水量与空气湿度有密切关系。湿度不同，可引起中药的潮解、溶化、分解、霉变、风化等各种变化。中药的含水量一般应控制在10%左右，室内相对湿度应控制在70%以内。若空气中相对湿度超过70%以上时，中药含水量随之增加，含糖量较多的中药（如糖人参及蜜制品等）会因吸潮发霉乃至虫蛀，盐制药物（如盐附子等）及钠盐类的矿物药（如芒硝等）会潮解、风化。当空气湿度显著降低，中药含水量又会减少，含结晶水较多的矿物药，如胆矾、芒硝则易失去结晶水而风化，叶类、花类、胶类中药因失水而干裂发脆。

4）光照。某些中药容易因光照而破坏成分，光线中的紫外线有较强的杀菌作用，可以利用日光暴晒杀灭微生物和害虫。但是，不合理的日光直射会使中药成分发生氧化、分解、聚合等光化反应，如蛋白质的变性、油脂的酸败、苷类及维生素的分解、色素破坏等，从而引起中药变质。含有色素的中药（如西红花、红花等）会逐渐变色，某些绿色的全草、叶类等植物药（如薄荷、大青叶等）的颜色也会由深色褪为浅色，含有挥发油类中药会降低或散失芳香味。日光中的红外线能产生大量的热能。在日光照射下，某些含糖、树脂、树胶为主的中药商品会产生熔化、粘连现象，从而影响其质量。

想一想

影响中药质量变异的内在因素和自然因素有相互关联吗？

（2）生物因素。

生物因素主要包括微生物、害虫和老鼠等。

1）微生物。霉菌是造成药材发霉变质的主要微生物。药材本身和环境中都含有霉菌，容易导致药材生霉和腐烂。常见的霉菌有曲霉菌、青霉菌、毛霉及酵母霉。

2）害虫。有一些药材容易受害虫侵害，药材储存过程中，害虫不仅蛀食药材本身，其排泄物、虫尸、虫皮和变态过程，都会对药材构成不同程度的污染和危害。常见害虫有米象、大谷盗、谷象、药谷盗、锯谷盗、粉螨等。

3）老鼠。药材容易遭鼠咬，导致商品污染、包装破坏，还可传播疾病。常见的有褐家鼠、小家鼠、黑线姬鼠、黄胸鼠等。

此外，白蚁、蟑螂等对中药商品仓储质量也易造成影响。

（3）人为因素。

人为因素是指中药仓储人员自身原因对中药品质变化的影响，主要包括责任心不强、对中药商品储存性能不熟悉、保管养护方法不当。

1）责任心不强。中药的变质，往往有一个由浅入深的过程。根据中药储存过程中产生的异常情况，往往可以预见某些质量变化。由于中药仓储人员的疏忽大意或责任心不强，导致本来可以控制的质量变异却任其继续发展。

2）对中药商品储存性能不熟悉。中药仓储人员对中药商品储存性能不熟悉，导致中药商品变质，如不懂得哪些中药商品要防潮、防热、防冻、防霉、防虫等。

3）保管养护方法不当。中药仓储人员对中药商品保管养护方法不当，如以重压轻、先进后出、摆布不合理、包装不符合要求、堆码效果不好等。

思考与练习

1. 影响中药储存质量的生物因素有哪些?
2. 根据杏仁的成分，分析其应该如何储存与养护。
3. 根据薄荷的成分，分析其应该如何储存与养护。

§7－2　中药储存基本要求及养护方法

学习目标

1. 掌握中药储存常规检查要求。
2. 了解中药养护方法与技术。

一、中药储存的基本要求

1. 中药的合理储存

（1）分类储存。

将中药分类储存，便于库房安排和出入库收发管理，同时可根据每类药材的特点采取不同的管理措施。贵细中药、毒性中药、易燃中药及盐腌中药等应单独存放或分库存放，注意做好防火、防盗工作，从而保证中药质量及用药安全。中药一般分药材类、饮片类和中成药类分库储存。药材类又可按植物类、动物类、矿石贝壳类、特殊类型分类储存。

1）植物类药材。植物类药材常按药用部位分为根类、根茎类、茎类、全草类、皮类、叶类、花类、果实类、种子类和树脂加工品类等。每类药材各有特点，应分类储存与养护。

①重点养护品种：即筛选出最容易霉变、虫蛀、泛油、变色的品种，进行重点养护。这

类药材的种类很多，如黄芪、党参、当归、甘草、杏仁、山药、佛手片、柏子仁等。储存这类药材的仓库应选择建筑结构好、干燥、凉爽、四周整洁、平时温湿度管理严格、具有药剂熏蒸条件，且能做到及时检查质量，有效防治虫霉现象的场所。

②全草类品种：全草类药材由于体轻，质松泡，储存时占用面积很大，多数品种只要自身干燥，一般不容易发生变化，可以储存在条件一般的仓库内。

③花类品种：花类药材大多具有不同的色泽和芳香气味，如果保管不当易产生褪色和气味散失，严重的还会发生虫蛀和霉变。储存花类药材的关键是要防潮，故必须严格控制湿度。对某些色泽特别艳丽，气味浓郁又容易变色的花类（如玫瑰花、腊梅花等），还应配备必要的固定吸潮容器进行吸潮，或采取小件除氧充氮等方式进行保管，以确保花类药材的形态和香味。

④鲜活品种：鲜活药材要有特殊的储存条件，如需保持水分，要有通风、凉爽、日照的环境，夏天要防热，冬天要防冻。必要时还需进行栽植养护，要有专人管理，以保持它的鲜活状态。

⑤盐腌品种：盐腌药材具有易潮解、溶化的特点，会造成储存场所经常潮湿不干，影响其他药材的正常储存。故这类药材应选择阴凉仓库集中储存，采取防潮隔湿措施，尽量防止潮湿空气的侵入，控制潮解、溶化。

2）动物类药材。动物类药材主要有骨、皮、肉、甲和蛇虫躯体，它们极易生虫和泛油，并有腥臭气味，保管养护难度较一般药材大。可采取小库房专门储存，储存条件要与密闭库相似，即四周无鼠洞，壁角无虫迹，并配有可调节库内空气及控制温湿度的设备。防治害虫所进行的药剂熏蒸比一般药库的熏蒸要多 1 ~ 2 次。这类药材的品种虽多，但每种的数量较少，可采用货架分层存放，既可避免叠压，方便进出，又可提高仓位使用效率。

3）矿石贝壳类药材。矿石贝壳类药材一般受外界影响较小，可储存在条件一般的仓库内。

4）特殊类型药材。

①贵细品种：如冬虫夏草、人参、西洋参、麝香、牛黄、熊胆、西红花等药材，经济价值大，必须严格管理。保管这些药材，应有安全可靠的温湿度控制设备，做到万无一失。其中部分品种极易霉变或虫蛀，所以更要加强养护。

②毒性品种：指毒性剧烈，治疗剂量与中毒剂量相近，使用不当会使人中毒或死亡的药材。对这些剧毒药材的储存和管理，应严格按照国家有关规定执行，专人管理，专库存放，严格防止意外发生。

③易燃品种：有些药材遇火极易燃烧，如硫黄、火硝、樟脑、干漆、海金沙等，必须按照国家消防安全管理规定储存在安全地点，并配备有效的消防设施设备。

中药饮片可根据炮制方法不同进行分类储存，如切制类、炮炙类、加工类等。中成药一般按照剂型的性质特点，结合养护要求，根据其标识的储存条件分库、分区储存。

（2）合理堆码。

中药堆码是指中药仓储过程中堆垛的形式和方法。合理的堆码，既有利于仓库、人身、中药、设备和建筑物的安全，又可以充分利用库容，便于中药的入库、在库养护和出库作业。

1）分类储存，设置标识。中药入库后，应根据各种中药的性质、剂型、包装情况、仓库条件、出入库和在库养护操作要求等进行分类储存，并设置货位标识。怕压中药应控制堆放高度，防止包装箱挤压变形；一般中药与特殊管理中药、内服药与外用药应注意分开堆垛；易串味中药、名称易混淆的中药应分别堆垛，并间隔一定距离或采取有效分隔、识别措施，防止混淆。同时，中药应按类别、品种、批号相对集中堆放，并分开堆码，不同品种或同品种不同批号药品不得混垛，防止发生错发、混发事故。

2）利用空间，保证安全。堆放中药时应在不影响通道及防火设施设备的情况下，充分利用空间，以提高仓容利用率。规范操作，保证人身安全。遵守外包装标识要求，轻拿轻放，以防外包装破损、挤压变形或药品损坏。控制堆放高度，不超过仓库地面负荷能力，保证库房安全。为防止中药变质和错发、混发等安全事故，垛与垛、垛与墙、垛与柱、垛与梁、垛与地面、垛与散热器、垛与照明设备之间都应保持适当距离。中药材属于易燃品，存放中药材的库房内不准使用碘钨灯和超过 60 W 的白炽灯等高温照明灯具及各种电器设备。确实需要使用除湿机等电器设备时，必须采取相应的安全措施。

案例分析

药材仓库着火，损失惨重

某天，在仓库储存药材的丁先生嗅到焦煳味，继而听到噼噼啪啪的声音，定神一看，发现中药材堆上有火苗，火苗附近的电线也在着火。他急忙将仓库电源切断，此时，大火已经蔓延开来。消防人员接到报警之后很快赶了过来，但着火的 10 间药材仓库顶盖已经被大火烧至塌陷，还出现了爆炸声。经过数小时的扑救，大火才终于被扑灭。然而，百余吨中药材已化为灰烬，丁先生损失近千万元。经调查，因为仓库电线老化短路，加之药材未严格按照规定要求存放，防火保护措施不到位，导致此次事故的发生。

3）利于收发，方便作业。堆垛要便于先进先出。入库中药依据“先产先出、近效期先出”的原则，按生产批号和有效期分别堆放，不同批号的中药不得混垛。中药堆放位置相对固定，安排层次整齐、清楚，做到既美观又方便工作。包装箱上的通用名称、批号、有效期等内容易于观察和识别，便于仓储管理和质量控制。

2. 中药储存常规检查要求

中药在库储存期间，由于受到自身和外界环境因素的影响，随时都可能出现各种质量变异现象。因此，必须定期进行中药的在库检查，以便采取相应的防护措施，保证中药质量。

（1）检查的时间和方法。

中药养护人员应根据在库中药的性质特点、储存环境和储存时间，结合季节、气候等因素，拟定中药检查计划和养护工作计划，并按计划进行养护检查。

1）中药入库前严格检查数量、含水量、质变情况等。若发现含水量超过安全范围或有虫蛀、发霉等现象，需经适当处理后方能入库。

2）中药入库后要定期检查，并根据季节、气候情况对特殊品种进行不定期检查，发现问题及时处理，以减少损失。检查的时间类型可分为以下三种。

①经常性检查：由保管员在日常工作间隙对库存中药轮番检查，一般要求在1个月内对保管的所有中药检查1次。

②定期性检查：一种是由仓库主管人员定期对在库中药进行全面性检查，了解库存情况，掌握重点养护品种的数量和质量，做到心中有数；另一种是养护人员定期检查在库中药的质量。每年5—9月，是中药仓库防霉保质的重要时期。因为此时温度高、湿度大、害虫繁殖传播快，中药易变质，所以在此期间要组织有经验的养护人员定期、轮番对库存中药进行检查，及时发现质变情况，采取防治措施。

③不定期检查：一种是配合上级领导部门所组织的临时性检查；另一种是在台风、暴雨、汛期等突发性气候变化的前后，临时检查仓库房屋有无漏水或其他不安全因素，以及露天货垛是否苫盖严密、中药有无损失等情况，并做到边检查边研究解决问题。

3）对库房的门、窗、通风设备、电器设备等要经常检查，特别是雨季，一旦发现问题应及时解决。

（2）检查的内容。

1）一般中药检查的内容。一般中药检查的内容包括：检查在库重点养护中药的外观质量是否符合法定质量标准规定；检查在库中药的外观质量是否发生变化或是否存在异常情况；检查库房温湿度是否符合规定要求，所有在库中药的储存是否符合其质量标准中储存项的规定，中药是否分类存放，货垛堆码、货垛间距等是否符合规定要求；检查库房是否满足防潮、防霉、防尘、防污染及防虫、防鼠、防鸟等要求；检查保管养护用设备、仪器及计量器具等是否运行良好。

2）重点检查的范围及方法。

①易发霉、泛油药材的检查：要重点检查色泽变化现象和中药是否受潮；可以从药材的质地坚韧程度变化进行分析，特别要检查货垛四周或货包破损药材外露部位；接近墙壁的货包容易受潮，要格外注意检查；还要检查储存场所是否潮湿，货垛的高度是否适当，有无被压、受热等现象。

②易虫蛀药材的检查：应检查货垛周围有无蛀粉、虫丝等迹象，然后拆包开箱检查，抽中心或货垛底部中药。在取样检查时先从外表观察，一般虫蛀现象从外观上易看出，也可采取剖开、折断、打碎、摇动等方法，针对不同中药的主要害虫，在最易受害的部位进行深入的检查。

③易变色、气味散失药材的检查：可先参阅货卡上注明的入库时间，然后选上、中、下部位货包拆件取样观察。若发现货垛中散出气味特别浓，就要考虑商品是否发热或被闷蒸。同时也要注意堆放位置是否合适，易变色、气味散失药材一般不宜受日光照射，也不宜堆放在容易受潮的地方。

④易风化、潮解药材的检查：检查货垛四周的货包有无变形，包装是否潮湿，有无析出的粉状物（风化），要根据储存条件及季节气候变化情况有目的地检查。在潮湿环境下应多检查货垛的底层，在干燥气候时多检查货垛的上层，在阴雨的天气多抽查货垛的外层。储存时间长的还要检查包装是否牢固，防止出库时因包装发脆而破损，使药材遭到损失。

⑤毒性药材的检查：检查包装有无损坏，密封是否完整。有的含毒药材也容易发霉或虫蛀，应仔细观察。此类药材应件件称重，有时还要复核拆零的余额重量是否与记账数量相符。同时要注意周围环境，是否会对药材质量有影响。

⑥易挥发、升华、熔化药材的检查：检查包装是否完整和有无渗漏、有无气味散失。取样检查时对粘连变形现象要进行分析，并检查储存场所的温度、光照是否会影响药材，不适宜的应按要求及时进行处置。

⑦鲜活药材的检查：检查时应结合季节气候特点，除初冬严冬要防冻、伏暑要防干外，最忌黄梅季节雨水的浸沾，因为这个季节很容易造成药材腐烂。检查时应注意有无破头、裂皮、黑斑等现象，茎枝的下部颜色泛黄是即将枯萎的现象，应先剪除；落叶多是因为受热，所以储存场所应通风凉爽，光照不宜过强。

中药的在库检查，要求做到经常检查与定期检查、员工检查与专职检查、重点检查与全面检查结合进行。

（3）做好检查记录，建立养护档案。

中药养护检查工作应有记录，包括养护检查记录、外观质量检查记录、养护仪器的使用记录以及养护仪器的检查、维修、保养、计量检定记录等。

中药养护检查记录的内容应包括检查的时间、库房名称、货位、商品通用名称、剂型、规格、产品批号、生产企业、供货单位、入库时间、生产日期、检查内容、检查结果与检查人员等；当需要抽取样品到养护室进行外观质量检查时，应建立中药外观质量检查记录，其内容要与中药验收时外观质量检查记录相同；凡进行外观质量检查时，均应同时做好养护仪器的使用记录；养护仪器在检查、维修、保养及计量检定时，应做好相应记录。

在库中药均应建立中药养护档案，特别是重点养护品种的档案。检查中如发现中药有质量异常时，应放置“暂停发货”的黄色标识牌于货位上，及时填写“中药质量复查通知单”并报质量管理部门复查处理。中药养护人员应定期分析，每季度汇总并向质量管理部门上报中药养护检查情况和重点养护品种的质量情况；同时，还要结合检查工作不断总结经验，提高在库中药的保管养护工作水平。

二、中药养护的方法与技术

1. 中药基本养护的方法与技术

（1）干燥养护。

干燥可除去药材中过多的水分，同时可杀死霉菌、害虫及虫卵，起到防治虫霉、久储不变质的效果。常用的干燥方法有晒、晾、烘等。

1）暴晒法。亦称阳干法，是利用太阳光的热使药材散发水分而干燥，同时又利用其紫外线杀死霉菌、害虫及虫卵，起到防霉和治虫的双重作用。直射阳光的温度有时可达到50 ℃左右，适用于暴晒后对质量无影响的药材。

2）摊晾法。亦称阴干法，是将药材置于室内或阴凉处，使其借温热空气的流动，带走水分而干燥。适用于芳香性叶类、花类、果皮类等药材，如紫苏叶、红花、桃仁、陈皮等。

3）加热烘干法。对含水量过高而又不能暴晒，或因为阴雨连绵，无法利用日光暴晒的药材，可采用加热增温的方式去除水分，有火盆烘干、烘箱（烘房）烘干与干燥机烘干三种。加热烘干法适合大多数药材的干燥，还能起到杀虫、去霉的效果，但须掌控温度、时间和操作方法，以免影响药材的质量。

4）石灰干燥法。凡容易变色、价值贵重、质地娇嫩、容易走油、溢糖、回潮后不宜暴晒或烘干的药材，如人参、枸杞、鹿茸等，可采用石灰箱、石灰缸或石灰吸潮袋进行干燥。

5）木炭干燥法。先将木炭烘干，然后用纸包好，夹置于易潮易霉的药材内，或放于药材的上面或下面层，可以吸去水分而防霉、防虫。此法不仅在日常保管中可以使用，而且便于运输中采用，特别是收购的药材不够干燥，为防止运输途中发霉，利用木炭吸潮，效果显著。

6）翻垛通风法。翻垛通风法就是将垛底药材翻到垛面，或堆成通风垛，便于热气和水分散发。一般在梅雨季节或发现药材含水量较高时使用，同时可利用电风扇、鼓风机、垛底驱潮机等机械装置加速通风。

7）密封吸湿法。利用严密的库房及缸、瓶、塑料袋或其他容器，将中药密封，使其与外界空气隔绝，尽量减少湿气侵入药材的机会，保持药材原有的水分，以防霉变与虫蛀。可根据药材的性质和数量，采用密封库、密封垛、密封货架和密封包装等方式密封。对于贵重药材，最好能采用无菌真空密封。

（2）冷藏养护法。

采用低温（0～10 ℃）储存中药，可有效防止不宜烘、晒药材的生虫、发霉、变色等变质现象发生。有些贵重药材多采用冷藏法养护。由于此法需要一定的设备，费用较贵，故主要用于贵重药材，特别是容易霉变、虫蛀的药材以及无其他较好办法保管的药材。

（3）埋藏养护法。

1）石灰埋藏法。先用双层纸将药材包好，注明名称，然后埋于石灰缸或箱中。此法适于肉性和部分昆虫类药材，如刺猬皮、水蛭、蜈蚣等。以石灰恰好埋没所储药材为度，如数量较少，可将几种药材同储。

2）沙子埋藏法。用缸或木箱等容器，在底部先用沙子铺平，再将药材分层平放，每层均撒盖沙子，沙子厚度4～7 cm，但容器上下和四周沙子应稍厚些，以7～13 cm为宜。此法适于少数完整药材，如党参、牛膝、板蓝根、山药等。沙子应充分干燥后使用。储存容器应置于干燥通风处，如能垫高最好。

3）糠壳埋藏法。将药材用油纸包好，埋入谷糠缸或箱中，利用糠壳的隔潮性能，使外界湿气不致侵入，保持药材干燥，亦可避免霉变、虫蛀。如阿胶、鹿角胶、龟板胶等埋入谷糠内可防止软化或碎裂；党参、白芷等埋入谷糠内可不致霉变。

4）地下室储存法。地下室具有冬暖夏凉又不直接受阳光照射的特点，气温较低且比较恒定，对于怕光、怕热、怕风、怕潮、怕冻的药材有一定的养护作用。

（4）醇闷养护法。

醇闷养护法是根据害虫对乙醇气味的敏感，在密闭的条件下形成不利于害虫生长繁殖的环境，从而达到防治虫害的目的。该法适用面广，简便易行，时效较长，而且乙醇易挥发，很少残留在药材中，不改变药材的性味。无论数量多少，均可采用。

（5）定期搅拌法。

在基层乡镇医院，因条件有限，中药储存保管大多沿用传统的方法。例如，运用定期拌盘中药的方法，结合暴晒、摊晾、拣、簸、筛、扬，以及淘、洗、刷、剔等，能较好地防止药材的发霉、虫蛀等变异现象的发生。除矿石贝壳类、树脂类外，其他各类药物均可适用，对富含淀粉的根类与根茎类，以及果实、种子类尤为适用。

（6）对抗同储养护法。

亦称异性对抗驱虫养护，是利用不同品种的药材所散发的特殊气味、吸潮性能或特有驱虫去霉化学成分来防止另一种药材发生虫蛀、霉变等变质现象的一种储存与养护方法。如藏红花防冬虫夏草生虫，大蒜防芡实、薏苡仁生虫，细辛、花椒防鹿茸生虫，泽泻、山药与丹皮防虫保色，蜜拌桂圆、肉桂保味色，当归防麝香走气色，姜防蜂蜜“涌潮”，酒蒜养护土鳖虫，蜈蚣、蛤蚧与伤湿止痛膏同储，荜澄茄驱除黄曲霉素等。

经试验研究，常见的对人畜无害而又能防治仓储药材遭虫害的植物、矿物、食物和药材均有不少，如除虫菊、灵香草、吴茱萸、花椒、柚皮、黑胡椒、辣蓼、大蒜、苦楝、臭椿、千里光、算盘珠、姜粉、黄豆粉、茶油、花生油、菜籽油等；此外，生石灰、草木灰、灶心土、硫黄、酒精、高度酒、螃蟹壳、干海带等也有一定的驱虫防霉效果。利用这些药材、植物等物品来防治仓储害虫（简称仓虫），一般有混入同储法、层积共藏法、垫底覆盖包围法、拌入密闭储存法和喷雾撒粉等方法。无论采用哪一种对抗同储法来防治仓虫，一定要在药材被蛀、发霉之前使用，才能收到良好的驱虫防霉效果。我国能驱虫防霉的药材种类较多，且应用时无须其他特殊外加条件，故各地可因地制宜，灵活选用。

想一想

常见的中药对抗储存品种有哪些?

2. 现代中药养护的方法与技术

（1）气调养护。

气调养护法是指在密闭条件下，人为地调整空气的组成，造成低氧的环境，抑制害虫和微生物的生长繁殖及药材自身的氧化反应，以保持中药品质的一种方法。该方法可杀虫、防霉，还可在高温季节里，有效防止走油、变色、变味等现象的发生，费用少，无残毒，无公害，是一项科学而经济的技术。

1）气调养护的概念及原理。气调，即“空气组成的调整管理”的简称。用气调方法对储存商品的养护，叫作气调养护或气调储存。

气调养护的原理是将药材置于密闭的容积内，对影响药材质量的氧浓度进行有效的控制，人为造成低氧状态，或人为造成高浓度的二氧化碳状态。在这样的环境中，药材原有的仓虫窒息或中毒死亡，新的害虫不能产生和侵入，微生物繁殖及药材自身呼吸需要的氧气都受到了抑制，并且隔阻了潮湿空气对药材的影响，从而保证了被储存中药品质的稳定。

2）气调养护的密闭技术。密闭是气调养护的基本条件。一般用吸潮、化学、冷冻等养护的密封库或储存容器不能密封气体，对气体不具有密闭的性能，故把气调的密封形式叫作“密闭”，以便与一般的密封相区别。气调的密闭方式主要分地上和地下两种形式（水下极少施行）。目前国内多采取地上密闭法。地上密闭按性质又分为硬质结构和软质结构。对于中药材，软质结构目前多用塑料薄膜罩帐，硬质结构是利用库房改建为气调密闭库。

3）气调养护的降氧技术。降氧是气调养护的中心环节。施行中药气调养护的基本手段，是在密闭的基础上改变气体成分，使氧气浓度降低且稳定，从而达到杀虫、防霉的养护效果。即使以高浓度的二氧化碳置换，也会使氧气浓度有很大程度的降低。一般氧气浓度在8%以下能防虫，2%以下能使害虫脱氧并窒息死亡，1%以下能加快害虫死亡速度，0.5%以下可以杀螨和抑菌。

目前中药采用的气调养护方法主要有充氮降氧、充二氧化碳降氧和自然降氧三种。自然降氧是指在密闭的条件下，利用中药本身、微生物、仓虫的呼吸作用，使含氧量下降，二氧化碳量相应上升，造成不利于霉菌和害虫生产繁殖的低氧环境。在密闭缺氧状态下，害虫窒息死亡，微生物受到抑制，从而达到安全储存中药的目的。采用这种方法养护中药，投资较少，方法简便，不仅能防蛀防霉，还能达到良好的杀虫和防泛油等效果。

想一想

气调养护有哪些优缺点？应注意什么问题？

（2）远红外干燥技术。

远红外干燥是20世纪70年代发展起来的一项养护新技术。原理是将电能转变为远红外线辐射中药，使中药内的组织吸收后产生共振，引起分子、原子的振动和转动，导致物体变热，经过热扩散、蒸发或化学变化，最终达到干燥的目的。一般加热干燥要消耗大量电能，采用远红外干燥技术可节电20%～50%，效果很好。但要注意，凡不易吸收远红外线的药材或堆积太厚（大于10 mm）的药材，均不宜用远红外辐射干燥。远红外线加热干燥具有以下优点：干燥快，脱水率高；提高药材质量；设备简单造价低；节能省电成本低；有利于自动化，减轻劳力。

（3）微波干燥技术。

微波干燥是从20世纪60年代迅速发展起来的一项新技术。微波是指频率为300～300 000 MHz、波长为1 nm～1 m的高频电磁波。目前我国生产的微波加热成套设备有915 MHz/s和2 450 MHz/s两个频率。微波干燥实际上是一种感应加热和介质加热，药材中的水和脂肪等能不同程度地吸收微波能量，并把它转变为热量。微波加热设备主要由直流电源、微波管、连接波导、加热器及冷却系统等组成。

微波干燥具有以下优点。

1）干燥速度快、时间短。因微波能深入药材的内部，不是依靠药材本身的热传导，故只需常规方法的1/100～1/10时间就可完成加热过程。

2）加热均匀。由于微波加热不是从外部热源加进去的，而是在药材内部直接产生，故尽管药材性状复杂，加热也是均匀的，不会引起外焦内生、表面硬化等现象。

3）提高产品质量。由于时间短，水分吸热量大而排出，物料本身吸收的热量少，不会过热，因此能保持产品原有的色香味，有效成分破坏也较少，有利于提高产品质量，且具有消毒、杀灭虫霉的作用。

4）热效率高。热量直接来自干燥物内部，因此在周围大气中损耗极少，热效率高。

5）反应灵敏。常规的干燥方法如电热、蒸汽、热空气等，达到一定温度需要预热一段时间，而停止加热，温度下降又需较长时间。而采用微波干燥，开机 5 min 后即可正常运转，且自动控制，容易操作。

（4）气幕防潮养护。

气幕亦称气帘或气闸，是装在药材仓库房门上，配合自动门以防止库内冷空气排出库外、库外热空气侵入库内的装置，起到防潮的作用。因为仓库内外空气不能对流，这就减少了湿热空气对库内较冷的墙、柱、地坪等处形成结露的现象，从而保持仓储药材的干燥，防止其霉变。气幕只能在开门作业时起到防护作用，但无吸湿作用，必要时仍需配合除湿机使用。

（5）除氧剂包装封存养护。

除氧剂包装封存养护是继真空包装、充气包装之后发展起来的一种商品包装的储存新技术。除氧剂是经过特殊处理的活性铁粉制得的化学物质，它和空气中的氧气接触发生化学反应，达到除氧的目的。将这种活性铁粉制成颗粒状或片状，并把它们包装于一定规格的透气的特制纸袋中，和需要保管的药材封装在密封的容器中，就能保证药材不长霉、不生虫、不变质。除氧剂使用注意事项包括：除氧剂的外包装打开后就开始吸氧，故应在规定时间内用完，使用一次后，不要再次使用；除氧剂沾上油或水，吸氧能力就会下降，使用时要加以注意；暂不使用的除氧剂应保存于冷暗干燥处，以延长其使用寿命。

（6）辐射杀虫灭菌养护。

使用^{60}Co等放射性核素产生的 γ 射线或以电子加速器产生的高能电子束或转换成的 X 射线辐照药材时，附着在药材上的霉菌、害虫吸收放射能和电荷后，很快引起分子电离，产生自由基。这种自由基经由分子内或分子间的反应过程诱发射线，使机体内的水、蛋白质、核酸、脂肪和碳水化合物等发生不可逆变化，导致生物酶失活，生化反应延缓或停止，新陈代谢中断，霉菌和害虫死亡，故能有效地保护药材的品质，相对延长储存期。辐射杀虫灭菌养护法具有以下优点：效率高，效果显著；不破坏药材外形；不会残留放射性和感生放射性物质；在不超过 1 000 Rad 的剂量下，不会产生毒性物质和致癌物质。

此外，还有蒸汽加热、环氧乙烷防霉、中药挥发油熏蒸防霉、无菌包装等中药养护新技术。

思考与练习

1. 一般中药检查的内容有哪些？

2. 辐射杀虫灭菌养护法有什么缺点？
3. 土鳖虫适合用什么方法进行养护？

§7－3 各类中药的储存与养护

学习目标

1. 熟悉中药材及中药饮片的储存与养护方法。
2. 了解中成药的储存与养护方法。

一、中药材储存与养护

中药材的储存与养护是中药采摘、加工后的一个重要环节。优良的储存条件、适当的养护方法能保证中药材的质量达到最优。如果中药材储存与养护的方法不当，会产生发霉、虫蛀、泛油、变色等变质现象，影响到用药的有效性和安全性。

1. 易霉变中药材的储存与养护

（1）易霉变的中药材品种。

凡含有糖类、蛋白质、黏液质及油类的中药材均易发霉。

1）根类及根茎类中药材。最易发霉的有麦冬、天冬、牛膝、玉竹、黄精、百部、白术、紫菀、薤白、甘草、当归、秦艽、黑顺片、白附片等；较易发霉的有黄芩、远志、知母、苍术、木香、商陆、葛根、山柰、夜交藤、白茅根、白及等。

2）全草及叶子类中药材。较易发霉的有大蓟、小蓟、鹅不食草、马齿苋、大青叶、薄荷、佩兰、枇杷叶、萹蓄、人参叶、车前草、蒲公英、桑叶（生虫）等。

3）花类中药材。易发霉的有洋金花、金银花、菊花、款冬花、槐花（米）、厚朴花等。

4）果实及种子类中药材。最易发霉的有杏仁、桃仁、柏子仁、胡桃仁、郁李仁、龙眼肉、使君子、橘络、五味子等；较易发霉的有白果、女贞子、火麻仁、芝麻、巴豆、千金子、蕤仁、桑葚子、天仙子、榧子、母丁香、橘核、栀子、青皮等。

5）皮藤木类中药材。易发霉的有桑白皮、白鲜皮、桑寄生、鸡血藤、椿白皮、苦楝皮、川槿皮等。

6）动物类中药材。易发霉的有九香虫、土鳖虫、刺猬皮、狗肾、地龙、壁虎、蕲蛇、乌梢蛇、蛤蚧、鹿鞭、鹿筋、紫河车、干蟾皮等。

（2）中药材霉变检查方法。

1）根类及根茎类中药材霉变情况的检查。根类及根茎类药材发霉的部位各不相同，要根据中药材发霉的不同部位认真检查。山药、白芷、天花粉、葛根等含淀粉较多的中药材易吸湿生霉，且不易观察，若表面失去光泽，似有白粉状物即是开始发霉的象征；独活、当归、紫菀的头部（近茎基）比较粗大，不易干燥，而尾须部易吸潮返软，故发霉现象常在头、尾部产生；麦冬、天冬、木香、黄芪、续断、远志、玉竹、怀牛膝、羌活、甘草等都在两端或折断面容易发霉；玉竹、黄精、九节菖蒲等在断面及茎节处易生霉；苍术发霉常在表面出现白毛状；商陆生霉一般在表面，霉迹呈黑色斑点（本品有毒，不宜口尝）。

2）全草及叶子类中药材霉变情况的检查。全草及叶子类中药材质地轻泡，体积大，易吸潮霉变，重点检查是否干燥。该类中药材一般为零星收集，打捆成件，干燥程度不一，因此，中药材为原件的（如机械打成的货包）应松捆，探测货包中心有无发热现象。大蓟、小蓟、薄荷、佩兰、豨莶草等中药材的叶子易干燥，而茎枝难干透，可将茎枝折断，看其是性脆还是性韧，茎枝性脆，折断时有响声说明干燥，若性韧，折时声哑或有纤维相连则说明不干燥；鹅不食草、蒲公英、马齿苋、大青叶等可用手捏，判断其水分多少，一般有触手感者为干燥，软绵者为未干透；枇杷叶有青、黄之分，一般黄者较干燥，青者不易干燥，要多注意其含水量；大青叶最易发霉，色墨绿者为新货，黄黑者则是陈货。

3）花类中药材霉变情况的检查。花类中药材极易受潮发霉，应首先检查花类中药材是否干燥，一般以花瓣的干脆或软韧程度来衡量，但有的还应注意花蕊或花柄部位等是否干燥。检验时应注意靠近包装四周或盖缝不密处最易受潮发霉。花类中药材吸湿受潮后质地变软，花朵色泽暗淡（变色），失去原有光泽，出现白色或黑色斑点，芳香气消失。厚朴花的朵形较大，干燥的花瓣易碎或易脱落，不干燥的花瓣柔软不易碎落；菊花中的蒸菊含水量较高，容易发霉，若发现有多数花朵结成团块状的，一般都较易吸潮，应掰开观察；洋金花常数朵捆扎成小把，其中心部位不易干燥，应拆开检查，若外表有白色或黑色斑点就是发霉现象，有时霉迹在花筒内侧，表面不易看出，如发现花色变黑，质地极易碎烂则说明花朵受霉后，又经过重复干燥，应引起注意。

4）果实及种子类中药材霉变情况的检查。果实类中药材除注意检查表面外，还需仔细检查其内部。陈皮生霉先在果皮内侧出现白色毛状菌丝体，严重时为黄黑色，霉迹不易除去。种子类中药材发霉时，质地变软，色泽变黯，表面有白色絮状物黏附，继而变成青、黑、黄等多种颜色。将种仁置白纸上压榨，纸面上油迹的外圈有水浸现象则是未干透，容易发霉；若种仁质松体轻，呈灰黑色，击之成粉则是霉坏的现象。红豆蔻、榧子、栀子、白果、草果的种子团或种子易生霉，应击破果壳观察；枸杞子生霉则吸湿返软，两端色泽变深进而泛黑，表面出现白色网状物或斑点；山茱萸、五味子受潮生霉后常粘连结块，表面出现霜样霉膜；南五味子粒小肉薄干硬，不易发霉，北五味子因肉厚质润多汁，易发霉；对女贞子、巴豆、橘核、白果、火麻仁、榧子等颗粒状中药材，检查时可将手伸入货包中心，试探有无发热，随即顺手抓出一把，将壳击破，检视种仁有无发霉、泛油、干枯等现象，巴豆有毒，在检查时不宜口尝。

5）皮藤木类中药材霉变情况的检查。皮藤木类中药材发霉主要是不够干燥或储运期间受潮所致。皮卷合者注意掰开检验。海风藤、首乌藤、槲寄生等霉斑多在茎枝的叶痕或裂断处，开始时为白色棉毛状，发展很快，然后变为黑色，发霉后质地变脆，皮色泛黑；桑白皮具有粉性，易吸潮，发霉后遍及全体，色泽灰暗，霉迹不易除去；白鲜皮、苦楝皮等常在皮层内侧或两端断面处发霉。

6）动物类中药材霉变情况的检查。动物类中药材含有较大量的蛋白质、脂肪等，在储存不善的情况下常常容易发霉，且生霉的部位也各不一样。鹿鞭、鹿筋、狗肾、紫河车、水獭肝等发霉通常在表面及缝隙间，如鹿筋、狗肾等折之即弯是出现潮软不干燥现象，则易发霉；紫河车若加工不洁，表面血筋未净，易发霉；刺猬皮、蛤蚧、干蟾皮等发霉多在皮层的内面，而蛤蚧有竹片撑盖，检查时必须打开竹片才能发现霉迹；土鳖虫、九香虫等发霉轻者在虫体表面见白色或绿色霉迹，严重时霉变会发展到虫体腹内，可剖开检查；壁虎、蜈蚣在加工时腹部如未干透都易发霉，发霉后蜈蚣头足易脱落，而一旦染有霉迹则难以除去。

（3）易霉变中药材霉变防治措施。

1）入库验收。对含水量过高，且受潮、包装破损等有变异现象的中药材，可通过拣选、晾晒、烘干、更换包装等方法，经加工整理后再行入库。

2）库房选择与管理。应选择干燥通风库房，若地面较湿，库房需加垫枕木。堆垛应根据气候、雨量及中药材性质，采取合理的堆垛形式，防止受潮、受热和受压。较湿中药材应置通风垛。仓储中应加强仓库内温湿度管理，将储存温度控制在 20 ℃以下（5 ~ 10 ℃更佳），相对湿度控制在 70% 以内，可有效地防止中药材霉变。控制库房温度常用的方法有通风、避光降温、排冷降温等。通过翻垛通风可使中药材湿度及含水量下降。潮湿季节，应用密闭库或密封容器储存中药材或用吸潮剂、机械通风除湿，减少中药材与外界潮湿空气的接触，防止发霉。

3）在库检查。中药材经验收入库后，需做好经常性的在库检查工作。易产生霉变的中药材应编号，记录每一次的检查结果，以便每次进行对比。对大垛中药材，则应从上部和下部取样检查。重点中药材，必须拆包或开箱检查。露天货垛，应检查货垛地势的高低和排水情况是否良好，垛底是否受潮，垛顶和四周苫盖是否严密等。检查时，注意中药材本身有无潮湿、柔软、发霉、泛油及生虫等现象。总之，在库中药材应经常进行检查，检查时间可根据季节而定，也可进行定期或不定期的检查。冬季每月检查 1 次，梅雨季节对易霉中药材应每 5 ~7 天检查 1 次，检查应以各类易霉中药材为重点，分批分类检查。

（4）中药材霉变的救治与处理。

霉变严重的中药材不再入药。霉变较轻的中药材可通过及时处理，以减少或避免损失。处理办法一般可以分为以下几个方面。

1）干刷去霉。即用棕丝刷或猪鬃刷直接刷去中药材表面的霉菌。去霉前后需经日光暴晒，其目的主要在于散发水分，保持中药材干燥，有利于刷掉菌丝，同时也有助于杀灭霉菌。有些根茎类、皮类等形体较大的中药材发霉后，均可采用本法去霉。

2）撞击去霉。发霉不严重的中药材，经日晒或烘烤使之干透后，可放入撞笼或麻袋、布袋内来回摇晃，通过互相撞击摩擦，可以将霉去掉。发霉的中药材较潮湿，如果不经过干燥，就不易把霉除掉。特别是有些圆形、类圆形或椭圆形的中药材，如泽泻、莪术等，若发霉较轻，可用撞击法去霉。

3）淘洗去霉。凡不易用干刷或撞击法去霉的中药材，可用水淘洗。淘洗时操作应快，禁水泡。淘洗时可将发霉的中药材放入缸内或盆内，加水搓洗或刷洗，去霉后，捞出晒干即可。

4）醋喷洗去霉。某些不能用水淘洗的已发霉中药材，如山茱萸、乌梅、五味子，以醋喷洗后闷润 1 ~2 h 再晾干。醋含醋酸，有杀灭霉菌的作用，但不能广泛用作去霉，一般只适用于味酸或入肝止痛类药材的去霉。每 50 kg 药材用醋 2 ~3 kg 喷洗。

5）沸水喷洗去霉。适用于发霉严重又不宜淘洗的中药材。该方法是将已发霉的中药材摊晾在竹席上或洁净的地面上，用开水喷洒，待霉菌除去后及时晒干或烘干。采用沸水喷洗，由于水温高，不仅去霉快，而且有杀灭霉菌的作用。

6）酒喷洗去霉。有些活血祛瘀药，如莪术、川芎、当归等，若霉变严重时，宜采用白酒喷洗。喷洗后，伏闷 30 ~60 min，再晾干。白酒喷洗既能去霉防腐，也能“助药势、通血脉”。

想一想

莪术药材发霉了，可以使用哪些方法救治？

2. 易虫蛀中药材的储存与养护

（1）易虫蛀的中药材品种。

一般含糖类、蛋白质、脂肪的中药材，及蛇类或动物类等中药材易虫蛀，同时该类中药材也是霉菌的培养基，易霉变。

1）根类及根茎类中药材。最易生虫的有甘草、桔梗、天花粉、独活、白芷、防风、川芎、藁本、泽泻、藕节、川乌、草乌、前胡、北沙参、南沙参、莪术、山药、黄芪、当归、党参、板蓝根、苎麻根、白附子、贝母、天南星、半夏、郁金、防己、姜、仙茅、白蔹等。较易生虫的有何首乌、地榆、甘遂、射干、巴戟天、三棱、北柴胡、山豆根、光慈菇、乌药、九节菖蒲、升麻等。

2）皮藤木类中药材。易生虫的有鸡血藤、海风藤、青风藤、桑白皮等，一般的有槲寄生、黄柏、椿皮、桂枝等。

3）花类中药材。易生虫的有菊花、金银花、款冬花、凌霄花、闹羊花、芫花、蒲黄等。

4）果实及种子类中药材。易生虫有的枸杞子、川楝子、无花果、麦芽、谷芽、红豆蔻、预知子、浮小麦、胖大海、瓜蒌、芡实、薏苡仁、莲子、佛手、香橼、槐角、橘红、陈皮、山楂、猪牙皂、枳实、金樱子、枳壳、娑罗子、酸枣仁、木瓜、白扁豆等。

5）动物类中药材。易生虫的有蛤蚧、鹿筋、土鳖虫、穿山甲、地龙、斑蝥、乌梢蛇、蕲蛇、蟾酥、刺猬皮、鸡内金、海马等。

6）藻菌类中药材。易生虫的有冬虫夏草、茯苓、灵芝、银耳等。

（2）中药材虫蛀检查方法。

中药材检查是否虫蛀时要逐个货位、逐个品种进行。首先检视仓库环境和药垛表面，对易虫蛀中药材的检查应注意货垛周围有无虫丝、蛀粉等，然后抽中心或底部拆包、开箱检查。取样检查时应先检查中药材表面，或采取剖开、摇晃、敲打、折断、打碎等方法，针对不同中药材最易受害的部位进行检查。

1）根类及根茎类中药材虫蛀情况的检查。蛀蚀根类及根茎类中药材的仓虫种类较多，幼虫、成虫都能危害中药材，有的还能在储运期间繁殖，危害性大。根类及根茎类中药材的分叉、主根、裂隙、擦伤破损处，常是仓虫藏匿或是最先蛀蚀之处，故可根据害虫蛀蚀部位、方式，以及中药材的形态、性质，采取折断、打碎、剖开、敲打、摇晃或滚动等方式进行检查。质地坚实的中药材，害虫蛀蚀较缓慢，外表有明显蛀孔，如白芍、莪术、三棱、金果榄等；质地疏松、含有大量淀粉的中药材，被蛀后发展快，如山药、白芷、天花粉、泽泻等；像防己、大黄等根条长、块根较大、质地坚硬的中药材，可用力敲打视其有无蛀粉或虫体落下；圆柱状中药材一般外表都有皮层保护，仓虫蛀蚀多在两端或周围裂隙伤痕处，然后向内发展，如牛膝、赤芍等；甘草、黄芪受蛀后外表不易发现，当两端出现白色粉点时，内部已被蛀蚀，甚者仅留根皮。

2）皮藤木类中药材虫蛀情况的检查。鸡血藤、首乌藤、海风藤等仓虫从茎枝内部纵穿蛀蚀，表面仅见小蛀孔，但经敲击震动或折断，则有蛀粉或仓虫落下；黄柏虫蛀常在皮内层或断裂处发生，也在两片相叠处或厚树皮的中间出现蛀痕；松节、桑枝虫蛀发生于皮木之间，只有折断或敲击才能发现虫迹；椿皮质松，被蛀后蛀迹遍及全体；槲寄生的茎枝易蛀，桂枝木部易蛀；桑白皮薄的不易生虫，厚的易蛀。

3）花类中药材虫蛀情况的检查。花类中药材陈货比新货易生虫，如蒲黄新货不易生虫，陈货易生虫；潮软的花类中药材比干燥的花类中药材易生虫，若发现花朵变软、颜色黯淡、散瓣碎屑多的则必须细致检查；因花类中药材虫蛀部位一般多在花冠或花蕊处，如玫瑰花、闹羊花、金银花、芫花、月季花等，检查时可根据不同花型，采取展开、抖动、筛簸等方法重点检查花冠、花蕊处。花类中药材要根据具体品种的特点进行检查，如检查闹羊花、芙蓉花、凌霄花、木槿花时把蜷缩的花瓣展开，看花冠内接近花萼部位是否有虫；检查款冬花、菊花时可将样品放在平铺的纸上，用手抓起抖动，结块的应掰开检验，看其是否有害虫及虫粪。

4）果实及种子类中药材虫蛀情况的检查。果实及种子类中药材富含糖类、脂肪等成分，是害虫最喜食的物质，也是害虫生长发育必不可少的养料，故极易被蛀。一般而言，果实及种子类中药材虫蛀规律如下。

①果实类中药材生虫与干湿程度有关。干品虫情发展慢，危害较小；潮软的虫情发展快，危害面广。成件商品接近包装上下四角处易生虫，尤其软润多汁的肉质及含糖类的中药材最易滋生仓虫。

②种子类中药材生虫与其完整性有关，如胖大海只要外皮不破碎则不易生虫；带外壳的使君子一般不易生虫，但种仁易生霉泛油，去壳的使君子仁则易生霉、泛油和生虫；娑罗子外壳和瓜蒌皮不破碎有保护作用，一般不易生虫，破损的易生虫和发霉。

果实及种子类中药材生虫的现象比较复杂。一般圆粒状的赤小豆、白扁豆、荔枝核、莲子、刀豆、淡豆豉、肉豆蔻等都能从外部看出细圆的蛀孔；青葙子、车前子、葶苈子等细小的种子，生虫后常吐丝成串；川楝子、金樱子、无花果、胖大海等被虫蛀后，外表蛀迹不明显，但内部已蛀蚀得很厉害；芡实品种不同，生虫的情况也不同，一般白皮的比红皮的容易生虫，碎粒的比整粒的容易生虫，带外种皮的则不易生虫；薏苡仁生虫的部位在其凹沟里；莲子心多被虫丝包住结成串状；冬瓜子生虫后也容易结串，并从内部蛀出，外表不易发现；皂荚的壳最易生虫，只要敲动或把荚壳剥开，生虫的就有蛀粉和虫粪漏出；槟榔的中心部位最易生虫，常被蛀成深深的小洞，但要注意原个的槟榔，多数中间有洞，但并不一定都是蛀孔，应敲开观察；有些果实表面迹象不明显或仅有细小蛀孔，但内部已严重蛀蚀，如川楝子、金樱子、胡椒、红豆蔻等。

【知识链接】

用开水浸烫法杀灭种子类中药材害虫

种子类中药材可用开水浸烫法杀灭害虫。具体方法为：种子类中药材用纱布包好或装入篮子内，然后放入开水中浸泡半分钟，取出立即摊开晒干。注意中药材量大时，开水要多。每次只能烫 10 ~ 15 kg。此法不影响种子发芽率，反而缩短发芽时间，处理最佳时间在收货后 10 ~ 15 天内。

5）动物类中药材虫蛀情况的检查。各种动物类中药材虫蛀的部位一般都不同。如虻虫、土鳖虫、九香虫等昆虫类中药材一般蛀蚀腹部，外表不易看出；地龙、哈士蟆、象皮等生虫后外表较易发现；乌梢蛇、白花蛇、蕲蛇等全体都易受虫蛀，严重时全体被蛀尽，仅留头骨部分；狗肾、鹿筋、紫河车等害虫常在缝隙深处隐藏；蛤蚧、壁虎的尾巴最易被蛀蚀，甚者内部被蛀空，只留一层薄皮；龟板、鳖甲等仓虫易蛀蚀残留的筋肉；桑螵蛸、蜂房生虫后，害虫一般是蛀蚀窝内已死的螳螂卵或蜂蛹；鸡内金则被仓虫蛀蚀其表面残留的糠屑。检查动物类中药材的害虫，除认真观察筋膜肌肉、关节、内外表皮外，还需对甲壳类昆虫开胸腹检查。

6）藻菌类中药材虫蛀情况的检查。易生虫的藻菌类中药材品种多为真菌的子实体或菌核。灵芝生虫时表面蛀孔细小，常蛀入内部。冬虫夏草一般先从内部蛀起，腹部空而不实，但外表仅有细小蛀孔，不易看出。茯苓规格多，虫蛀情况各不相同：个苓的皮层不破裂，不易生虫，但碎裂破皮或疏松的部位最易生虫，块状和片状的赤白苓、茯苓较少生虫，块笭较片笭易生虫，茯苓皮质地疏松，易生虫；检查茯苓时应根据其不同的形状观察其容易生虫的部位，注意原包装的在容器边缘地方较易受潮而生虫，对箱（桶）装的片笭应将原箱（桶）打开后层层检查，且检查时必须在包装四周和底面层取样。冬虫夏草一般都是先从内部先蛀，因此在检查时可用手指捏一下，如腹部空而不实，应注意是否有生虫现象。

（3）易虫蛀中药材的防治措施。

1）入库验收。入库验收是防止中药材虫蛀的关键。中药入库时除了对其规格、真伪、优劣等进行全面检验以外，应先检验包装周围和四角部分有无虫迹，经敲打、震动后是否有蛀粉或虫粪落下，同时应注意包装容器本身是否干燥。然后取样检验中药材的内外部是否生虫。可根据中药材的不同情况，对中药材进行敲打、剖开、折断、打碎、摇晃等方法来进行检查。在入库检验时还要注意检验待入库中药材的含水量是否超标。中药材是否生虫和它的含水量有重要关系，在一定条件下，中药材的含水量高，易发生虫害。相反，如果把含水量控制在一定标准下，就能抑制生虫或减少虫害的发生。大多数中药材的含水量应控制在13%以下。如发现含水量超标或有虫蛀现象、有虫卵附着应拒绝入库，隔离存放，避免交叉感染。

2）库房选择与管理。选择干燥通风库房，垫高垛底。对易蛀中药材的货垛应有明显标志以利于保管养护。加强仓库内温湿度管理，必要时可使用适宜的隔潮材料或在适宜的地方放置吸潮剂，使仓库的温湿度控制在安全合理的范围内，杜绝虫害的发生。中药材仓虫常用的防治方法有密封防治法，清洁卫生防治法，高温防治法（如暴晒、烘烤、热蒸等），低温冷藏法，埋藏防治法，异性对抗同储防治法（如樟脑防虫、大蒜防虫、山苍子防虫、花椒防虫、丹皮防虫、伤湿止痛膏防虫、乙醇诱杀、白酒防虫等），药剂消毒、化学防治法、生物农药防治法、隔离感染等。近代养护方法有自然降氧防治法、气调养护防治法、低氧低药量防治法、远红外干燥法、微波干燥法、辐射杀虫灭菌法等。

3）在库检查。中药材经检查合格入库后，由于库存的中药材以及仓库内外环境的影响，仍有可能会生虫，因此必须做好经常性的在库检查工作。检查要依次逐件、逐包、逐货垛进行。夏秋季气温高、湿度大，可3～5天检查1次；冬春季温湿度低，不利于害虫生长，可每半个月检查1次。同时要根据品种、季节的具体情况进行有目的、有重点的检查，发现问题及时处理。在库检查时应注意检查中药材货垛周围有无虫卵、蛀粉等现象，对于大垛中药材应注意检查其上、中、下层的温湿度，做好记录。由于每年5—9月的温湿度较大，为虫卵的繁殖提供了良好的条件，针对易虫蛀中药材要进行定期检查，对于不易生虫的季节每月检查2次，做好温湿度记录。熟练掌握不同虫种的喜好，便于检查时有的放矢，如蛾类仓虫在药垛的上层和外表活动较多，因此检查时应观察有无虫卵或虫丝。

4）合理安排出入库。易蛀中药材陈货较新货更易生虫，故应视具体品种新陈、质量状况，安排出入库。每年5—9月气温高、湿度大，为仓虫活动繁殖旺盛期，应采取各种有效措施予以防治。

5）虫情测报。加强虫情观察，掌握仓虫发生规律。尤其在成虫活动季节，要加强在库中药材的检查，或用诱虫灯诱捕。

（4）被虫蛀中药材的救治与处理。

被虫蛀中药材首先须经筛选、整理、干燥、消毒，然后根据感染程度采取不同的处理措施：一级感染的中药材允许再供药用；二级感染的中药材不仅要过筛，还要挑拣、消毒后才可供药用；三级感染的中药材不能供药用。

对尚未达到三级感染的被虫蛀中药材，先进行筛选，去掉虫粪、灰渣，再进行杀虫处理，如量大，可先杀虫再清理。常用杀虫方法有高温法（暴晒、烘烤、热蒸等）和磷化铝药剂熏蒸法等。

3. 易泛油中药材的储存与养护

（1）易泛油的中药材品种。

一般含糖类、油脂、挥发油成分的中药材易泛油。按照中药材泛油的程度，可分为以下两类。

1）极易泛油的中药材。柏子仁、胡桃仁、当归、党参、牛膝（怀牛膝、川牛膝）、板蓝根、使君子仁、肉豆蔻、枸杞子、天冬、麦冬、郁李仁、杏仁、桃仁、鹿筋、狗肾、九香虫、刺猬皮、哈士蟆油、壁虎、乌梢蛇、蕲蛇、蛤蚧、水獭肝、蝼蛄、红娘虫、青娘虫、蟋蟀、斑蝥、牛虻虫、蜈蚣等。

2）较易泛油的中药材。苍术、火麻仁、独活、太子参、九节菖蒲、巴戟天、防风、胡黄连、天葵子、白术、红芽大戟、知母、紫菀、锁阳、肉苁蓉、黄精、川芎、玉竹、云木香、巴豆、薤仁、白果、桔梗、百部、大枫子、枣仁、瓜蒌仁、莱菔子、豆蔻、黑芝麻、千金子、砂仁、草豆蔻、预知子、全瓜蒌、金樱子、桑葚子、荜澄茄、槐角、橘核等。

以上两类易泛油中药材都易发霉，其中除豆蔻、草豆蔻、砂仁、千金子、大枫子、荜澄茄、巴豆外，又都易生虫，枸杞子还易变色。

（2）中药材泛油检查。

在仓储工作中，对泛油中药材的认定，一般以传统经验认定为主。常用的方法有以下三种。

1）眼看。主要是观察中药材内外色泽的变化，表面是否有油状物溢出，有无干枯、粘连等情况。

2）手摸。主要用于感觉中药材的松软程度，有无油腻感等。如蛤蚧，如果其尾部松软，色泽变黄，即可确定已经泛油；肉桂质地变糠也是泛油的征兆等。

3）鼻闻。如嗅到中药材有油哈味或其他不正常的刺激性气味时，也可断定中药材已经泛油。

中药材泛油现象各不相同，检查时要了解其性质和特点，掌握泛油前后特征，仔细观察，有目的地进行检验。有的中药材泛油时，体质变软，断面呈油样，颜色严重加深，如锁阳、肉苁蓉、玉竹、黄精、知母、板蓝根、北沙参等；有的往往从细尾部分先开始变软，可任意弯折，内外颜色由浅变深，严重的外表出现油样物质或油点，手摸有黏腻感，如党参、独活、当归、怀牛膝、川牛膝等条状中药材；有的中药材泛油时，外表不明显，须剖开后观察，若内色加深，呈油样即泛油，如苍术、白术、川芎、前胡、紫菀等；有的质地变软，两端先变色，光泽减退，斑点状粘连，颜色逐渐加深，表面呈现油样，如麦冬、天冬、百部、天葵子、太子参等，其中以麦冬、天冬、天葵子等更为明显，严重者粘连成大块；柏子仁、橘核、桃仁、杏仁、使君子、火麻仁等泛油时，种皮多呈油样，种仁呈肉色或棕褐色，并具有特殊气味（油哈味）；带硬壳中药材如白果、使君子、大枫子、巴豆等，外表不易观察，可破壳检验，泛油者种仁色泽加深，严重者油哈味强烈；蝼蛄、蟋蟀、蜈蚣、九香虫、牛虻虫、斑蝥、红娘虫、青娘虫等泛油时，虫体外表出现油样物质，翅足易脱落，躯体易断残；水獭肝、狗肾、鹿筋、刺猬皮、蛤蚧、壁虎、乌梢蛇、蕲蛇等动物的筋肉皮脏和蛇虫躯体泛油时，均会产生特殊气味（油哈味），是泛油的明显标志。

（3）易泛油中药材的防治措施。

1）入库验收。在易泛油的中药材入库验收时，除了进行一般的检验以外，应取样检验含水量是否正常，内外是否泛油、发霉，并根据各种中药材的不同性状特点，从形态、重量、大小、色泽、气味、软硬程度以及相互撞击时的声响等方面进行检验。检验时要辨别是新货还是陈货，对当年产的新货或当地直接收购的中药材，更应注意检查其水分含量是否符合要求。注意检查包装容器周围四角部分有无水渍和发霉现象，同时也要注意检查有无虫迹和异常气味。若发现有泛油或霉变的中药材，成件的应单独堆放，一件内有部分变质的应尽量进行挑选，并及时采取相应措施。水分含量过高的，须进行干燥。包装不适合的要整修或更换包装。

2）库房选择与管理。易泛油中药材的储存关键在于营造低温、干燥的环境，降低中药材自身含水量并尽量避免与空气接触。储存易泛油的中药材，应选择阴凉干燥的库房，阳光不宜太强，更不要烈日暴晒和日光直射货垛，堆码不要过高、过大，如枸杞子、胡桃仁、柏子仁等更应控制堆码高度。

3）在库检查包括以下几种。

①了解泛油变质中药材的不同性质，掌握具体品种的水分含量、储存时间以及这些品种的储存条件等情况，以便有重点、有目的地进行检查。

②检查库内地面是否潮湿，库房顶盖是否漏雨，温度是否过高，货垛的下垫高度是否合适，以及包装容器外部有无水渍、潮湿现象等。露天货垛，应检查货垛地势的高低和排水情况是否良好，垛底是否受潮，垛顶和四周苫盖是否严密等。

③对大垛中药材，则应从上部和下部取样检查。对重点中药材，必须拆包或开箱检查。抽查时，应注意中药材本身有无潮软、发霉、泛油以及虫蛀等现象。

④根据各地的具体情况，进行定期或不定期检查。在平时每月可检查 1 次。在梅雨季节，对易泛油、发霉的中药材应每 5 天检查 1 次。此外，每月再全面普查 1 次。

（4）易泛油中药材的养护方法。

1）降温干燥法。防止中药材走油变质，应采取降温和适当的干燥来降低其含水量，具体措施为：

①含有大量油脂的中药材，在储运过程中，应避免挤压，以防走油。

②通过干燥，降低含水量，一般宜在产区晒干，入库后也要注意检查，最好在梅雨季之前晒一次，否则以后也易走油。含油性中药材干燥不宜用火烤，以防走油，少量可入石灰缸干燥。

③存放场所应注意阴凉干燥，切勿受潮和日晒。

④盛装的容器，最好采用陶瓷的缸、坛或瓮，大量存放或外运时，最好用木箱包装，内衬防潮油纸或装入塑料袋内封严。除带壳的中药材外，一切易走油的中药材，都忌用铁器存放，以免走油后使铁器生锈，污染中药材。

⑤将中药材散装在缸内，在缸内四周衬以草纸（或灰纸一类的纸张），把明矾 0.5 kg 分作两包（用布或蒲席包之），若是大块明矾（可不包），放在中药材的中间后把缸盖严，可以防止走油。

⑥用水飞滑石 0.5 kg，按上述方法储存，也可防止走油。

2）吸潮法。存放在密封室内，一般都采用吸湿器、氯化钙等吸潮。小件（箱、缸）可用生石灰吸潮，如怀麦冬、天冬、牛膝、肉豆蔻、枸杞子以及动物类中药材都可采用。吸潮操作时，要防止石灰粉黏附中药材。

3）气调法。对易泛油中药材，应多用气调法养护，其中对保管难度大、库存量多的品种更适宜。对存量小的品种，可采取小件真空或充氮（或充二氧化碳）方法，效果很好。

4）密封法。密封前把中药材先熏蒸一次，密封期间室内要有吸潮设备，以防止害虫滋生，这样才能达到中药材不受潮、不泛油、不生虫的目的。适宜整仓密封的有麦冬、当归、怀牛膝、柏子仁、党参、肉豆蔻、胡桃仁、使君子仁、枸杞子等。其中，枸杞子、麦冬、怀牛膝、党参等也可采用小件密封办法，但密封的中药材，水分含量必须在安全限度以下，密封前也要先用药剂熏蒸，然后装入木箱或缸内密封保藏。易泛油的动物类中药材，都可采用小件密封，容器内放适量有特殊气味的花椒、大蒜（必须是干的）、樟脑粉等，以增加防虫的功效。

5）晾晒法。易泛油中药材受潮时，除昆虫类中药材外一般都可晾晒。其中怀牛膝适合晾干，不宜暴晒；柏子仁可放在强光下晒 2～3 h，待凉透后再装包；麦冬晾晒时应选晴天，摊开时要薄而均匀，晒时不宜翻动，否则容易产生泛油。干燥后应趁热气未散时装箱，盛装必须结实，然后盖严；枸杞子也适宜采用趁热装箱的办法，装箱时含水量掌握在 13% 以内，温度不低于 24 ℃时即可装箱，为了防止受潮，可先装入塑料袋内扎紧袋口，然后再装入木箱，糊严，也可采用铁箱包装，箱口不要过大，装实装满后把箱口全部用焊锡封严，保质效果好。

6）烘烤法。天冬、白术、榧子、白果等受潮后，可采用烘烤干燥。其中，天冬适宜用文火烘烤，防止外表层破裂。动物类除狗肾、水獭肝、刺猬皮、鹿筋外，都可烘烤。昆虫在烘烤时，翻动要轻，防止虫体残损。火力不要太旺，否则容易把虫体烘焦。

7）药剂熏蒸法。易泛油中药材一般都可用磷化铝、氯化苦药剂熏蒸，但柏子仁、郁李仁、杏仁、桃仁、胡桃仁、蕤仁、党参、黑芝麻、怀牛膝、当归等适合磷化铝药剂，若用氯化苦药剂熏后易泛油，有的品种会变色。

（5）泛油中药材的救治与处理。

对于泛油的中药材，应根据其泛油程度和中药材自身的性质采用不同的方法处理。常用的方法有晾晒、烘烤和酒喷。

1）晾晒。常用于植物类中药材，如柏子仁，如泛油不甚严重，可暴晒几小时，待凉后再装包储存；如较严重则采用冷藏处理。

2）烘烤。此法根据中药材自身性质，可选择不同温度。对含挥发油较多的中药材应将温度控制在 50 ℃以下；对于昆虫类中药材要注意火力不能过猛，操作仔细小心，以防虫体残损、焦碎等；对于含油脂多的中药材（如刺猬皮等），则不宜用此方法。

3）酒喷。适用于不能沾水而色泽、质地变化的中药材，如麝香存放过久，无油润，呈干枯状，喷点白酒即可回润。

4. 易变色中药材的储存与养护

（1）易变色中药材品种。

一般含蒽醌、黄酮、苷类、鞣质等成分的中药材易变色。易变色的中药材品种主要有玫瑰花、月季花、红花、金银花、菊花、款冬花、梅花、腊梅花、玳玳花、槐花（米）、莲须、麻黄、莲子心、枸杞子、橘络、通草、佛手片、大枣等。其中，又以莲须、玫瑰花、款冬花、扁豆花、佛手片等最易变色。

（2）易变色中药材的防治措施。

1）入库验收。入库前严格检查中药材含水量。若超过安全限度，应进行加工干燥处理。

2）库房选择与管理。易变色中药材应选择干燥、阴凉、避光的库房存放。其中花类药最好能专库（专柜）储存，便于管理和养护。库房的温度最好不超过 30 ℃，相对湿度控制在 65% ~75% 之间。储存期不宜过长，要执行“先进先出，易变先出”的原则，加强检查，防止受潮。根据中药材的变色原因，在实际工作中可采取相应养护措施来防止中药材的变色发生。

（3）易变色中药材的养护方法。

1）破坏酶的活性。一般采后的新鲜药材，因含有大量的酶，又含较多水分，则发生变色的情况较为严重。在原产地进行采收加工时，可结合运用烘烤、暴晒、沸水潦、蒸笼蒸等方法来破坏中药材内酶的活性，防止中药材变色。如黄芩用蒸笼蒸或沸水煮后可防止变色。

2）晾晒法。适宜晾晒的有莲子心、莲须、红花、槐花（米）、橘络、佛手片、金银花、款冬花等。其中，莲子心（色绿）、莲须（色黄）、红花（色红）晾晒时，上面覆盖一层清洁的细孔麻布，既能避免强光照射而褪色，又能防止风吹时使中药材散失而损失；款冬花晾晒时不宜过多翻动，不宜暴晒，否则易造成苞片碎落而吐出苞内絮状物，使完整的花苞破残，且暴晒后易变色；佛手片不宜晾晒过干，要保持软润状态，过干有损其质量。

3）气调法。易变色中药材中除红花、麻黄、通草、槐花（米）等外，都适宜采用气调法养护，可保持色泽正常。而对花类中药材，更适宜采取小件密封（充气或真空）的方法，既灵活又方便，在商品流通中深受欢迎，是中药材包装保质改革的方向，特别适用于储存量少的品种。

4）密封法。易变色的花类中药材中，除金银花、红花、槐花（米）外，都可采用密封储存，以防吸潮变色。库存量大的可以整库密封；库存量小的可用小件（箱）密封，但含水量要控制在安全限度以内，在梅雨季节前进行密封效果好。

5）吸潮法。玫瑰花、月季花、梅花、玳玳花、菊花等花类中药材可用生石灰吸潮。生石灰吸潮是用于吸干花类中药材受潮水分效果较好的方法，若长期吸潮，花的色、香、味都能保全。

6）烘烤法。易变色的梅花、山茶花、扁豆花、玳玳花、腊梅花等受潮时，可用烘烤方法进行干燥。烘烤时把花摊薄均匀，火力不宜太旺，时间不宜过长（只要求烘除多余水分），若过分干燥，会造成花瓣易残，影响色泽甚至烘焦。

5. 易气味散失中药材的储存与养护

（1）易气味散失的中药材品种。

挥发油在植物中分布甚广，尤以樟科、木兰科、伞形科、松科、芸香科、桃金娘科及姜科等植物中药材中挥发油的含量特别丰富。根类中药材如当归、藁本、独活、木香、防风等；根茎类中药材如川芎、羌活、姜、苍术等；茎木类中药材如檀香、降香、沉香等；皮藤木类中药材如厚朴、肉桂等；叶类中药材如艾叶、紫苏叶等；花类中药材如玫瑰花、金银花、丁香、西红花、月季花等；果实种子类中药材如枳壳、枳实、花椒、茴香、吴茱萸、香橼、青皮、广陈皮、砂仁、白豆蔻、肉豆蔻等；全草类中药材如荆芥、茵陈、薄荷、藿香、香薷等。以上中药材均易出现气味散失。此外，麝香、樟脑、没药、乳香、苏合油、阿魏、冰片等中药材，其香气也易挥散损失。

以上中药材中的花椒、细辛、八角茴香等还会发霉；肉桂、吴茱萸、丁香等还会发霉和泛油；紫苏、香薷、薄荷、藿香、荆芥、佩兰、小茴香等还会发霉和生虫；沉香、肉桂、厚朴等会出现干枯失润，厚朴、肉桂也会发霉。

（2）易气味散失中药材的防治措施。

1）入库验收。入库前严格检查中药材含水量。若超过安全限度，应采取适宜方法、措施，加工干燥处理。

2）库房选择与管理。保管易散失气味的中药材，控制它的挥发程度是关键。采取低温、低湿是主要措施，应储放在干燥、阴凉、避光的库房内，相对湿度以70%～75%为宜，并不必过多通风。具体如下：

①中药材的包装应力求严密，以防泄气。

②存放易散失气味中药材的库房，必须符合阴凉干燥的条件，若仓库条件较差时，可利用地下室、窑洞等作为储存场所，以防受热，但地下室湿度较大，应注意防潮。凡易散失气味的中药材，一律不应以露天货垛的形式存放。如厚朴、沉香、肉桂、檀香等最忌风吹或过分干燥，可选凉爽库房，采取密封方法比较合适（或尽量少开启库门），若按件以小件（箱）密封效果更好。

③夏季为了防止热空气进入仓库，必须做好门窗的关闭工作，最好在窗上安好窗帘，较小的库房还可挂棉门帘，且工作人员出入库房时，都必须随手关门，以防热空气进入库房。

④夏季在存放易散失气味中药材的库房的窗上，可糊白纸、喷白漆或者涂以10%骨胶石灰浆，这样因其白色也可反射一部分阳光的辐射热量而降低库温。

⑤一般含有易挥发性成分的中药材，都不宜储存过久，否则随着储存时间的增长，其有效成分挥发得越多，品质越低劣，故在进出货时应首先掌握“先进先出”的原则。

6. 易潮解风化中药材的储存与养护

（1）易潮解风化中药材品种。

易潮解的中药材有矿物类如白矾、胆矾、芒硝、皂矾、大青盐等，以及表面附有盐分或盐腌制品如海藻、昆布、全蝎、盐附子等。

易风化的中药材主要是一些含结晶水的矿物类中药材，主要有硼砂、胆矾、芒硝、玄精石等。

（2）易潮解风化中药材的防治措施。

1）入库验收。易潮解风化的中药材入库时，除进行一般的检查外，应着重检验其含水量、色泽、气味等变化。对易潮解中药材，还要注意包装容器周围四角部分有无水渍和发霉现象。

2）库房选择与管理。应选择阴凉、避风和避光的库房，包装物以能防潮不通风为宜。春、秋、冬季因空气较干燥，库房不可过多地通风，夏季因空气较为潮湿，当库内温度在 25 ~30 ℃时，相对湿度应控制在 70% ~75%。胆矾、硼砂、芒硝、大青盐、盐水蝎、白糖参等应有内外包装，内包装可用能隔绝空气的塑料袋，外包装可用纸箱或麻袋等，或置瓷、瓦容器内密闭储存。内外包装出现散破应及时更换。始终保持密闭状态，基本上不会发生潮解和风化。这类中药材品种不多，储存量不大，不可能专库储存，因此采取整架或按件密封储存为宜。易潮解的咸秋石、大青盐、盐附子等产生潮解时，及时在烈日下暴晒或采用干燥设备干燥后密闭储存于通风干燥处。

3）在库检查。要根据储存种类、储存条件及气候变化有目标地检查。该类中药材在潮湿的储存环境下应多检查货垛底层，在干燥气候时多检查货垛的上层，在阴雨的天气应抽查外层。储存期较久的中药材还要检查包装是否牢固，防止出库时因包装发脆而破损。易潮解的中药材，如盐附子、盐水蝎、大青盐、咸秋石、昆布、海藻等，在夏季梅雨时节易吸潮，吸潮严重时甚至水化。一些糖制品，如白糖参吸潮后，不但表面粘连，还会出现霉斑。在春、秋季气候干燥时又会析出盐、糖的结晶颗粒。绿矾、芒硝等易风化类中药材，空气干燥时易风化成为粉末状。硼砂、胆矾、白矾等风化后为表面有粉状且不透明的结晶体。

7. 易熔化、粘连、挥发、升华中药材的储存与养护

（1）易熔化、粘连、挥发、升华中药材品种。

易熔化、粘连的中药材有阿胶、鹿胶、芦荟、蜂蜡、松香、乳香、没药、安息香、龟板胶等。

易挥发的中药材有薄荷油、竹沥、苏合香、水银、阿魏等。

易升华的中药材有薄荷脑、冰片、樟脑等。

（2）易熔化、粘连、挥发、升华中药材防治措施。

采用小包装或小件固封，包装应严密，避免敞口放置；阴凉、低温、干燥处储存，调节库房内温度控制在 25 ℃以下，相对湿度为 70% ~75%；具体的养护方法有密封法、防潮法、冷藏法（一般温度控制在 5 ~7 ℃）。另外，樟脑、松香、冰片等中药材为国家管制易燃危险品，应专库存放；水银有剧毒，须专库储存；阿魏有强烈的大蒜味，宜单独存放，而且要密封储存，以防与其他中药材串味；苏合香可在其盛装的铁桶中加入水，用水的液面封存苏合香，以降低温度和减少挥发。

8. 易燃易爆中药材的储存与养护

（1）易燃易爆中药材品种。

常见的易燃易爆类中药材有硫黄、雄黄、火硝、樟脑、松香、干漆、海金沙等。

（2）易燃易爆中药材的保管。

严格按照国家消防安全管理及有关部门的规定和制度进行，储存在危险品仓库或远离一般库房的专库，每种易燃易爆中药材应专柜存放在阴凉处，保持低温和密封，隔离空气，远

离火源。

9. 毒性中药材的储存与养护

（1）毒性中药材品种。

医疗用毒性中药材品种较多。其中，纳入国家管理的有28种，具体包括砒石（红砒、白砒）、砒霜、水银、生马钱、生川乌、生草乌、生白附子、生附子、生半夏、生南星、生巴豆、斑蝥、红娘虫、青娘虫、生甘遂、生狼毒、生藤黄、生千金子、闹羊花、生天仙子、雪上一枝蒿、红升丹、白降丹、蟾酥、洋金花、红粉、轻粉、雄黄。

（2）毒性中药材的保管。

1）毒性中药材的验收。毒性中药材在入库前，必须严格做好验收工作，认真核对品种名称、规格、产地或生产单位、批号、发货单位、发货日期、标注等；检查件数是否相符，包装是否严密，有无损坏的现象，并逐件计量，须符合正常的误差；然后开箱或启包检查，合格后方能正式入库，填报入库凭证，分送有关部门或人员记账。

2）毒性中药材的管理。毒性中药材必须由熟悉药性的专职人员负责保管，在调动工作时，应办理交接手续，并由单位负责人监督交接无误后方可调离。毒性中药材实行专库或专柜存放，双人双锁管理，双人收货、双人验收、双人复核、双人发货，专用称量工具，专账记录，做到账货相符。经拆开包装或分装好的毒性中药材也应单独存放，要有明显标志，不得与其他中药材混杂。在库检查时注意检查包装有无损坏，封签是否完整。有的含毒中药材也容易发霉或生虫，应细致观察。此类中药材应件件称重，有时还要复核拆零的余额重量是否与记账数量相符。也要注意周围环境，是否会对中药材质量有影响。在检验毒性中药材时，工作人员不得用口尝或鼻嗅，必要时戴上口罩和手套等以防中毒。

案例分析

砒霜误作滑石粉发货

某中药仓库管理员擅自将砒霜与滑石粉储存在同一个库房内，后将砒霜误当滑石粉发货。所幸发现及时，否则后果不堪设想。

砒霜为剧毒中药，是最古老的毒物之一，成分为三氧化二砷，无臭无味，外观为白色霜状粉末。口服5～50 mg即可中毒，60～100 mg即可致死。砒霜必须实行专库或专柜存放，双人双锁管理，双人收货、双人验收、双人复核、双人发货，专用称量工具，专册记录，做到账货相符。

（3）毒性中药材的养护。

应根据它们的来源、理化性质、质变的内容及主要原因，结合库存数量的大小来决定。在毒性中药材中，除少数品种外，大多储存数量较少，有的甚至很少。从来源上看，它们有矿物及其加工制品，有动、植物中药材，可根据不同的来源分别选择适宜的养护方法。

1）矿物及其加工制品的养护。矿物有砒霜、砒石、水银、雄黄，制品有红粉、轻粉、白降丹，它们的储存数量都很少，主要是防止升华、氧化及温湿度对它们引起的质变。因此，一般可采用容器密封法养护，注意防潮、防高温就能防止其发生质变。

2）动、植物类毒性中药材的养护。凡数量少的品种，可采用密封法储存。使用能容纳所需储存数量的箱、桶、缸、罐、塑料袋等进行密封养护。若中药材水分含量较高，可先暴晒或烘干后再密封储存。否则，应当加入吸湿剂密封，才能达到应有的养护效果。批量较大的品种，可采用密封法、吸潮法、气调法、低温法等养护，用塑料薄膜罩帐、密闭库、冷冻库等密封。

10. 贵细中药材的储存与养护

（1）贵细中药材品种。

贵细中药材又称名贵中药材，是指价格较高的中药材，品种主要有冬虫夏草、燕窝、西红花、人参、鹿茸、三七、麝香、牛黄、熊胆、羚羊角、海马、马宝、狗宝、猴枣、哈士蟆油、珍珠等。以上这类中药材，有植物类的，也有动物类的。在储存中，由于成分性质的不同，可能发生各种变异现象。如人参、三七、海马、哈士蟆油、熊胆等容易生虫、发霉；麝香、牛黄、燕窝等受潮后易发霉；西红花易失油变色或干枯；羚羊角受热易干裂；鹿茸如没有干透，往往里面会腐烂发臭；储存麝香的容器如不严密，麝香易挥发散失气味；猴枣、马宝、狗宝、珍珠等虽不易生虫发霉，但如储存不妥，也会产生变色。

（2）贵细中药材的入库验收。

入库时，应先检验原包装有无损坏受潮，封签是否完好，并核对实物与发货单上的数量是否相符，然后逐件检验和复核包装重量，计算出正确的中药材净重。

验收时，除对每个品种的真伪、品质、规格等要进行全面检验外，还应针对容易变质的品种及其不同部位进行细致的检查。例如，对原装的红参，如发现其木箱或铁盒有裂缝或钉眼孔洞，往往容易返潮和生虫，检查时应及时打开检验。一般来说，山参、红参容易在主根上部及残茎处生虫，白糖参返糖时参体发软，外表糖质不干，且有变色、发黏等现象，发霉时，即出现白色毛点，严重的发展为黑色斑点，整把的参须，易在扎把处或粗壮的部分发霉；燕窝受潮后容易发霉，检验时如感觉发软或取两只相互碰击无声的，都说明已受潮；鹿茸生虫时，往往在茸尖的皮层外，严重的也能蛀蚀到内部疏松部分，但锯口处及已骨质化的部分却不易生虫；在检验西红花时，应注意有无变色及失油，正常的西红花颜色鲜艳红润，气味浓，否则即是陈货；海马、海龙的害虫很细小，多蛀入体内，特别在其腹部最易生虫，检验时须经敲击后才会掉出蛀粉、虫粪或害虫；块粒状的三七，往往在支根折断处生虫，其蛀孔很小，须仔细检查才能看出；干燥的牛黄，体松质脆，容易碎裂和剥离，如体实带韧性，色暗黄，用手剥落碎片时发声不响，则是不干的，往往容易发霉；带毛壳的麝香容易生虫，净香则受潮后容易发霉，检验带毛壳的麝香时，可用手指按囊皮处，如无弹力并感到内部有硬块的，应剖开香囊进行检验，净香发霜的初期往往出现白点，严重的会失去芳香气味而带霉味，甚至香粒失润而硬化；哈士蟆油易吸潮，如发现其色深或不光亮时，都是返潮现象，应立即防止其继续受潮，如外表已发黏，则更须防止其发霉；检验羚羊角、马宝、狗宝、猴枣、珍珠等中药材时，重点虽在于品质鉴定，但也应注意检验其包装是否牢固以及有无变色现象等。这类中药材在储存过程中，也应采取定期或不定期的检查。梅雨季节时，对易生虫、发霉的贵细中药材，应每 5 天检查 1 次，每次检查都应有详细的检查记录。

（3）贵细中药材的保管养护。

贵细中药材必须放在安全可靠的库房内储存，并有专人负责保管。人参、燕窝、猴枣、牛黄等，质脆易碎，在操作时应特别注意防止其残损。一般都应该用固定的箱、柜、缸、坛等密闭后，储存在干燥、阴凉、不易受潮、不易受热的地方。库内温度应保持在 30 ℃以内，相对湿度不超过 70%。对其中易生虫、发霉的中药材，可采取一些具体的养护方法。例如，将人参、哈士蟆油等与酒精同放在坛内加以密封储存；鹿茸片、鹿鞭、鹿胎等，可加樟脑粉密封储存；生晒参、白糖参、红参和燕窝等在梅雨季节可装在铺有生石灰的箱或缸罐中储存，但须注意不使中药材和生石灰接触，以防污染，也可用干燥稻糠埋藏上述中药材，也能达到防潮的效果；人参、燕窝、麝香、哈士蟆油等在梅雨季时，适宜采取冷藏的方法储存，冷藏的温度一般为 5 ℃左右，但包装必须密封，以防止潮气侵入，引起发霉。

想一想

某女士想冬令进补，买了冬虫夏草，听说冷储可防冬虫夏草虫蛀，便将其简单袋装后放在冰箱里。请问她的做法对吗？

二、中药饮片储存与养护

中药材经炮制加工制成饮片，改变了原药材的形状，增加了与空气和微生物的接触面积，因此，与中药材相比，中药饮片更易发生霉变、虫蛀、泛油、变色等质量变异现象。中药仓储工作人员更应加强中药饮片的储存与养护工作。

中药饮片仓库应当有与储存量相适应的面积，具备调温、调湿、防潮、通风、防虫、防鼠等条件及设施，严格实行温湿度管理。总体来说，中药饮片库房应保持通风、阴凉与干燥，避免日光直射，库温控制在 30 ℃以下，相对湿度以 75% 为宜，勤检查，勤翻晒，经常灭鼠。中药饮片应按炮制日期先进先出，以免储存日久，发生变质。

中药饮片由于截断面积增加，与外界空气接触面积也随之扩大，因此，除严格控制中药饮片含水量在 9% ~13% 的同时，还应该根据药材与所加辅料的性质，选用适当容器储存，一般可储存于塑料袋、木箱或金属箱中，最好置于严密封口的合金箱、桶中，以防止湿气的侵入。有些应置于陶瓷罐、缸或瓮中，并加入生石灰或硅胶等干燥剂同储。中药房饮片柜、置药格斗要严密。对于流转缓慢的中药饮片，应经常检查，以防发霉、生虫。

由于中药饮片来源广泛，成分复杂，品种繁多，性质各异，应根据各种中药饮片特性妥善养护。为保证中药饮片质量，必须熟悉各种中药饮片的性能，摸清中药饮片储存与养护规律，并采取合理的养护措施。

1. 切制类饮片

切制类饮片有薄片或厚片、丝、段、块等几类，由于饮片表面积增大，与空气和微生物接触面积增大，更易污染、吸潮、霉变和虫蛀。

（1）含淀粉较多的饮片，如葛根、山药、白芍等，切片后要及时干燥，防止污染。宜置于通风、阴凉、干燥处，防虫蛀及鼠咬。

（2）含糖类及黏液质较多的饮片，如天冬、熟地黄、党参等，切片后不易干燥，若储存湿度大，均易吸潮变软发黏、霉变和虫蛀。故宜置于通风干燥处，密封储存，防霉变、虫蛀。

（3）含挥发油较多的饮片，如薄荷、当归、木香、川芎、荆芥等，切片后，一般在60 ℃以下干燥。储存温度也不宜过高，防止香气散失或泛油。受潮则易霉变和虫蛀，应置于阴凉干燥处储存。

2. 炮制类饮片

（1）炒制类饮片，炒黄、炒焦、麸炒、土炒等均可使饮片香气增加，如炒莱菔子、麸炒薏苡仁、土炒山药等。若包装不严，易被虫蛀或鼠咬。宜储于干燥密闭容器内，置于通风干燥处，防蛀。

（2）酒炙、醋炙饮片，如酒黄芩、酒大黄、酒当归等酒炙饮片，醋元胡、醋香附、醋芫花等醋炙饮片，不仅表面积增大，且营养增加，易污染、霉变或遭虫害。宜储于干燥密闭容器内，置于通风干燥处，防蛀。

（3）蜜炙饮片，如蜜黄芪、蜜甘草、蜜冬花等。蜜炙后糖分增大，较难干燥，易吸潮发黏；营养增加，易污染、霉变或遭虫害。通常密闭于缸、罐内，置于通风干燥处储存，防霉、防蛀、防潮。蜜炙品每次制备不宜过多，不宜久储。

（4）盐水炙饮片，如盐知母、盐泽泻、盐黄柏、盐车前子等。空气相对湿度过高时，易吸湿受潮；库温过高或空气相对湿度过低时则盐分从表面析出。宜储于干燥密闭容器内，置通风干燥处，防潮。

（5）蒸煮类饮片，常含有较多水分，如制黄精、熟地黄、制玉竹等。蒸煮后易受真菌侵染，饮片表面附着真菌菌丝体。宜储于干燥密闭容器内，置于通风干燥处，防霉、防蛀。

（6）曲类饮片，多以淀粉为黏合剂经发酵后制成，气清香，易虫蛀、霉变、泛油或鼠咬；霜类饮片，易泛油。二者均宜储于干燥密闭容器内，置于阴凉干燥处，防霉、防蛀，且不宜久储。

（7）矿物加工类饮片，如硼砂、芒硝、明矾等，在干燥空气中易失去结晶水而风化，在湿热条件下又易潮解。故宜储于密闭缸、罐中，置于阴凉处，防风化、潮解。

三、中成药储存与养护

中成药的储存通常采用分类储存，即把储存地点划分为若干区，每个区又划分为若干货位，依次编号。按剂型和药物自身特性要求，根据内服和外用的原则，尽可能将性质相同的中成药储存在一起，然后根据具体储存条件，选择每一类中成药最适宜的货位。中成药的储存与养护工作应贯彻预防为主的原则，在质量管理部门的技术指导下，依照分类储存的要求合理存放，实行色标管理。做好库内温湿度监测、记录工作，当温湿度超出规定范围时，应采取降温、保温、除湿、增湿等措施。每年对库房内中成药进行 1 ~ 2 次全面质量检查。平时应定期进行养护检查，一般品种每季检查 1 次，近效期、易变质品种酌情增加检查次数。认真填写库存中成药养护记录，建立中成药养护档案。中成药品种繁多，组方复杂，有效成分又多为混合物，因而出厂后容易发生质量变化。中成药不宜久储，应严格效期管理，先进先出，避免过期失效。为了减少或避免中成药变质问题的发生，现将常见中成药易变质品种的储存与养护技术介绍如下。

1. 中药片剂的储存与养护

中药片剂因含药材粉末或浸膏量较多，易出现潮解、发霉、裂片、松片、花片碎片、变色等质量变异现象。由于中药片剂除含有主药外，尚加有一定的辅料（如淀粉等）赋以成形。在湿度较大时，淀粉等辅料易吸收水分，可使中药片剂发生松散、破碎、发霉、变质等现象。中药片剂宜储存于室内凉爽、通风、干燥、遮光、密闭环境中。储存中药片剂的仓库，库温一般在30 ℃以下，相对湿度以60%～70%为宜。如遇梅雨季节或南方潮热地区相对湿度超过80%时，则应注意采取防潮、防热措施。中药片剂的保管养护工作，不但要考虑所含原料中药的性质，而且要结合中药片剂的剂型、辅料及包装的特点，综合加以考虑。

中药包衣片吸潮、受热后，易发生包衣褪色、溶（熔）化、粘连、霉变，甚至膨胀脱壳等现象，因此保管要求较一般片剂严格，如三黄片、当归片、补肾强身片、风湿宁片、首乌片等，应注意防潮、防热保存，储存于阴凉仓库，库房的相对湿度保持在35%～75%。中药含片中除一般赋形剂外，还掺有大量糖类，如西瓜霜含片、冬凌草含片、草珊瑚含片等，吸潮、受热后易溶（熔）化、粘连，严重时能发生霉变，应密封、干燥、阴凉保存。含有易挥发性成分的中药片剂受热后能使药物挥散，成分损失，含量降低而影响疗效，故应注意防热，在阴凉处保存。含有生药类的中药片剂（如健胃片），易吸潮、发霉、虫蛀，更应注意密封，置于干燥容器内保存。

某些吸潮后易变色、变质、潮解、溶（熔）化、粘连的中药片剂，需要特别注意防潮。某些中药片剂的活性成分对光线敏感，必须储存于遮光容器内（如棕色瓶），避光保存。

练一练

简述中药糖衣片储存与养护方法。

2. 中药丸剂的储存与养护

中药丸剂受潮易发霉、生虫、失润、气味散失、粘连结块、干枯变形等。中药丸剂虽然具有封口严密的蜡筒、蜡壳、塑料袋或纸袋包装，但在储存中仍可发生虫蛀、霉变等变异现象。凡出现变形、变色、生虫、发霉或有臭味者不宜作药用。

（1）蜜丸。

蜜丸是最不易保存的一种剂型。蜂蜜及药材本身均含有少量水分，而且糖及某些成分又是害虫极好的营养物质，故蜜丸极易虫蛀。蜜丸虫蛀往往从表面开始，蜜丸害虫幼虫小，活动范围也小，容易被人忽视，但虫蛀药丸表面有仓虫排泄物黏附。蜂蜜吸湿性极强，若储存环境潮湿，蜜丸吸收空气中的水分后极易发霉。若空气干燥或温度过高，蜜丸易失水干枯变硬、皱皮开裂。因此，中药蜜丸如六味地黄丸、八珍丸、十全大补丸、人参养荣丸等，宜密封储存于室内阴凉干燥处，应防潮、防霉变、防虫蛀，并注意包装完好。梅雨季节经常检查，如发现变质者，立即拣出。蜜丸储存期通常以1年半左右为宜。

（2）水蜜丸。

水蜜丸虽然较蜜丸用蜜量小，质地稍坚硬，但吸湿性仍较强，如华佗再造丸，易吸湿、发霉、生虫。应密封置于室内阴凉干燥处。一般能储存 2 年左右。

（3）水丸。

水丸颗粒比较疏松，与空气接触面积较大，能迅速吸收空气中的水分，如龙胆泻肝丸、左金丸、四神丸等，易潮解松碎，造成霉变、虫蛀。水丸在制作中应充分干燥，方能延长保存时间。水丸宜干燥密封保存。一般用纸袋、玻璃瓶或塑料包装，可以防止变质。一般能储存 2 年左右。

（4）糊丸。

因黏合剂是米糊或面糊，如小金丹、普济丸等，有较强的吸湿性，所以糊丸不易保存。若吸潮变软后则易霉变、虫蛀，宜干燥密封保存。浓缩丸（如朱砂安神丸等）、微丸（如葛根芩连微丸等）亦可同水丸、糊丸一样保管养护。

3. 中药胶囊剂的储存与养护

因中药胶囊的囊壳主要成分是明胶，有较强的吸湿性，故中药胶囊剂一般都应密封，储存于室内阴凉干燥处，温度不超过 30 ℃ 为宜。注意防潮、防热，但不宜过分干燥，以免囊壳水分过少而脆裂。同时结合所含主药的特性考虑具体保管方法，如人参首乌胶囊、天麻胶囊、妇炎平胶囊等中药胶囊，除了要防潮、防热，还要注意霉变、虫蛀；装有生药或脏器的中药胶囊，如复方胚宝胶囊、力勃隆胶囊、蜂王浆胶囊等，吸潮、受热后易发霉、生虫、发臭，更应特别注意密封，置于干燥阴凉处保存。

检验中药胶囊时，外观应整洁，无粘连，无变形和爆裂。若敲动外表附药粉增多，说明胶囊套合不严。凡内外包装不严都可能引起中药霉变，有的还会生虫。在搬运码垛时应轻码轻放，防止胶囊破裂受潮。

4. 中药散剂的储存与养护

中药散剂的分散度较大（一般比原料药大），吸湿性显著，吸潮后可引起中药结块、变质或微生物污染等，因此对于中药散剂的保管与养护，如冰硼散、黏膜溃疡散、口腔溃疡散、活血止痛散等，防潮是关键。中药散剂一般用防潮、韧性大的纸或塑料薄膜包装折口或熔封后，再装入外层袋内、封口，宜储存于室内阴凉干燥处。含挥发性药物或易吸潮药物的散剂应密封储存。中药散剂在储存中，还要结合中药的性质来考虑具体保管条件，如紫雪散中含有易吸湿的矿物类成分元明粉、石膏粉等，应注意密封防潮，否则会吸潮硬结；避瘟散中含有挥发性成分藿香、冰片、薄荷脑等，应密闭储存，防止药物挥发和香气散失；七里散中含有树脂成分乳香、没药等，遇热极易结块，故应防高温。

含贵重药材的中药散剂，宜密封在坛内或铁听内，必要时加吸潮剂；含有遇光易变质成分的中药散剂，要避光保存，特别要防止日光的直接照射；有特殊臭味的中药散剂，应与其他药物隔离存放，以防串味；内服中药散剂与外用中药散剂要分开存放；含毒、麻药的中药散剂要专柜、专库存放，人用中药散剂与杀虫灭鼠中药散剂（有毒性）要严格远离存放。

5. 中药颗粒剂的储存与养护

中药颗粒剂是指以中药的细粉或提取物等制成干燥颗粒状的内服制剂。一般分为可溶性冲剂和混悬性冲剂两类，前者加开水冲化后能全部溶解，后者有细粉混悬。冲剂一般用于内服，用开水冲化后即成汤剂。

中药颗粒剂含有浸膏及大量蔗糖、淀粉等辅料，含水量低，极易受潮结块、发霉。如果包装不严或残破，则极易吸收空气中的水分，导致颗粒剂受潮结块、潮解、发霉，如板蓝根颗粒、小柴胡颗粒、风寒感冒冲剂、风热感冒冲剂、正柴胡饮颗粒、荆防冲剂等。中药颗粒剂包装防潮性能要好，应密封储存于室内阴凉干燥处，遮光、防潮、防高温。

6. 中药注射剂的储存与养护

中药注射剂质量不稳定，如当归注射液、鱼腥草注射液、柴胡注射液、复方丹参注射液等，一般应避光储存，并按《中国药典》（2020 年版）规定的条件储存。中药注射剂常见质量变异现象主要有：水针剂冻结、变色、澄明度不合格；粉针剂吸潮、变色等。中药注射剂所含成分（如醛、酚、苷类），性质不稳定，或含有一些不易除尽的杂质（如树脂、鞣质等），在储存过程中可因条件的变化而发生氧化、水解、聚合等反应，如柴胡注射液，易出现混浊和沉淀。

中药注射剂应置于室内阴凉干燥处，以室温 10 ~ 20 ℃为宜，一般储存期为 2 年左右。中药粉针剂，如注射用血塞通（冻干）、注射用双黄连（冻干）、注射用血栓通（冻干）、注射用脑心康（冻干）等，在储存保管中要注意防潮，严格控制空气湿度，相对湿度保持在 35% ~75%。中药水针剂还应注意防冻。中药注射剂在储存过程中，如有下列现象之一者不可作药用：澄明度不合规定，显著变色，沉淀，容器封口不严或破裂。中药注射液一般都应避光、避热、防冻保存，久储产品应加强澄明度检查。

7. 中药水剂的储存与养护

中药水剂是指用水作溶媒，或药物混悬于水中而制成的各种中药制剂。由于中药水剂的溶媒是水，一般含药量较低，因此防腐力差，如保管不当易生霉，有些还会发生沉淀、变色、分层、挥发、分解，冬季严寒时容易冻结。因此，中药水剂保管时应密闭储于阴凉处，注意防止污染；发货时应遵循“先产先出”的原则，加速流转，防止久存变质；冬季还需防冻。因中药水剂大部分为玻璃瓶包装（仅部分为塑料瓶包装），故储运时须轻拿轻放，以免破损。此外，中药水剂还应根据各种剂型的特点采取适宜的保管方法。

（1）芳香水剂。

多数芳香水剂不稳定，如藿香正气液、金银花露、青蒿露等，易于霉败或产生异臭，其中的挥发性物质也多易分解变质，尤其是含有萜烯结构的挥发油更易氧化，氧化后不但失去原味，而且会生成树脂性黏稠物沉淀或黏于瓶口。高温能使挥发性物质挥发，冰冻能使挥发性物质游离，瓶塞不严易致挥发变味并使微生物繁殖，长期的光照能加速挥发性物质的化学变化。因此，芳香水剂一般都应密封，在阴凉处避光保存，冬季防冻，储存期不宜过长。

（2）溶液剂。

中药的溶液剂也大多不稳定，如止咳橘红口服液、小儿退热口服液、乳块消口服液等，易氧化、分解、变色、沉淀，有些容易发霉、酸败。其保管方法基本上与芳香水剂相同，但亦要根据具体品种特点采用不同的保管方法，如含有挥发性成分的溶液剂受热后药物挥散、含量下降，故储存还须注意防热；有的中药溶液剂见光受热后分解失效，甚至炸裂容器，应避光防热保存；具有特殊臭味的溶液剂，不能与包装严密性差或吸附性强的药品存放在一起，以防串味；对人体有腐蚀性毒害作用的环境消毒溶液还应与内服药隔离存放等。

（3）合剂。

中药合剂，如小青龙合剂、四季抗病毒合剂、复方鱼腥草合剂、银翘解毒合剂等，与水剂的一般保管方法相同，也应密闭，在阴凉处避光保存，冬季防冻。

（4）乳剂。

中药乳剂，如血竭乳剂，易被霉菌、酵母菌及细菌等微生物污染，而出现生霉、发酵、酸败或乳剂破坏等现象。因此，乳剂应密闭避光，置于阴凉处保存，冬季防冻。

（5）滴眼剂。

中药滴眼剂，如金叶滴眼剂，性质多不稳定，易受空气、二氧化碳、光线、温度等的影响而分解变质；如储存时容器不严密及储存环境不干净，易被微生物污染，尤其是受到铜绿假单胞菌、金黄色葡萄球菌、霉菌等微生物污染后，再应用于病人的眼中，可引起严重危害。因此，滴眼剂应密闭或密封，在阴凉处避光保存，不宜久储。

（6）滴鼻剂。

中药滴鼻剂，如鼻通滴鼻剂，其包装与保管养护方法均与滴眼剂相同。

8. 中药糖浆剂的储存与养护

中药糖浆剂是指含中药提取物的浓蔗糖水溶液。中药糖浆剂中蔗糖含量应不低于45%（g/mL）。中药糖浆剂易被真菌、酵母菌等所污染，使糖浆被分解而酸败、混浊，出现异臭，产生气体和其他变质现象，受热、光照等因素易产生沉淀。盛装容器应为棕色瓶，灌装后密封，存放于阴凉库，避免阳光直射，如小儿止咳糖浆、川贝枇杷糖浆、五味子糖浆、解热清肺糖浆等。储存中若包装不严、受热或被污染，易出现生霉、发酵、变酸、发臭、产生二氧化碳气体，严重时产生的气体较多，受热膨胀，可使容器爆裂。

中药糖浆剂的储存与养护关键在于防止糖浆酸败，其主要措施应以防热、防污染为主。炎热季节温度较高，应置于阴凉通风处保存，或采取降温措施；梅雨季节需加强养护和检查，如发现封口不严，应予烫蜡密封；瓶塞上面或瓶盖内纸垫如出现生霉，应用消毒棉沾酒精（70%）拭净，以防蔓延；南方潮热地区则应加快中药流通，避免久储。

9. 含乙醇中药制剂的储存与养护

含乙醇中药制剂是指乙醇作溶媒制成的各种中药制剂。常见的有以下几种。

（1）酊剂是指中药用不同浓度的乙醇浸出或溶解而制成的澄清液体制剂，亦可用中药流浸膏稀释制成，如白骨灵、骨友灵搽剂、息伤乐酊等。

（2）流浸膏剂是指中药用适宜的溶液浸出有效成分，蒸去部分溶剂，调整浓度至规定标准而制成的制剂，如当归流浸膏。

（3）其他含乙醇制剂是以不同浓度的乙醇为溶媒，含乙醇量较高（常在60%以上），一般为成药，如癣药水、十滴水、牙痛水等。

由于乙醇具有良好的防腐作用，大多数含乙醇制剂的中药在储存过程中比较稳定，一般不易变质。生产包装不合格或保管不善会出现乙醇挥发、沉淀等变异现象。因此，对于本类制剂应主要根据乙醇易挥发、易燃烧的特性加强保管。储存应注意以下几点。

（1）密封，在阴凉处保存。夏季注意防热，不宜堆码过高，应适当留出顶距。储存过程中应经常检查有无挥发性减量，若有挥发性减量应及时整理并加固包装。

（2）防火，含乙醇中药制剂易燃烧，故储存地点应杜绝火源、火种，并防止与易燃物品共存一处，以防引起火灾。

（3）避光，许多含乙醇制剂的有效成分遇光易变质，受日光照射后能发生沉淀、变色、效价或含量降低等变化。所以含乙醇中药制剂一般都应密封在遮光容器内，在阴凉处保存。

10. 中药气雾剂的储存与养护

中药气雾剂是指中药提取物和抛射剂同装封于带有阀门的耐压容器中，使用时以雾状形式喷出的制剂。由于中药气雾剂封装在严密封闭耐压的容器内，能长期保持清洁和无菌状态，并能避免与空气、水分、光线和微生物的接触，故性质一般比较稳定。中药气雾剂质量变异现象主要有泄漏、爆破、塑料层脱落等。

中药气雾剂装有抛射剂，具有一定的内压，遇热、受撞击后可能发生爆炸，造成损耗。因此，中药气雾剂如云南白药气雾剂、银黄平喘气雾剂、止喘灵气雾剂、烧烫宁喷雾剂等，应置于阴凉处保存，避免受热或阳光直晒，远离火源、电源，搬运时注意轻拿轻放，经常检查是否完整无损和有无渗漏。

11. 中药贴膜剂的储存与养护

中药贴膜剂是将从中药材中提取的有效成分与成膜材料混合制成薄膜，再附以背衬材料制成的，如爽口托疮膜。首先，中药贴膜剂能在较长时间内保持相对恒定的血药浓度，从而避免了口服引起的血药浓度的峰谷现象，减少了峰谷时的毒副反应；其次，贴膜剂的有效成分经皮肤吸收直接进入体内，可避免药物的“首过效应”及胃肠道反应；最后，它使用方便，尤其适用于儿童（如儿泻康贴膜）。中药贴膜剂要求中药提取物纯度高、体积小，主要成分透皮能力较强。

中药贴膜剂质量变异现象主要有药膜不易剥离、表面有气泡、太脆或太柔软、受潮、霉变。中药贴膜剂为一种新发展的剂型，目前尚未广泛生产与使用，其稳定性也有待进一步的研究。因此，中药贴膜剂主要根据主药与成膜材料的特性，并结合包装的性能进行保管养护。中药贴膜剂一般都应密封，在干燥处避光保存。保管中注意控制相对湿度在35%～75%。

12. 中药软膏剂的储存与养护

中药软膏又称油膏，易出现酸败、异臭、变色、变硬、油水分离等质量变异现象，如玉红膏、三黄软膏、京万红等，应在遮光容器中密闭储存，置于阴凉干燥处，应避免久储；冬季应注意防冻，以免水分和基质分离；储运中应防止重压，亦不得倒置侧放，以免包装变形或流油；具有特殊气味的软膏剂，如除湿止痒软膏等，应置于阴凉处，并与一般药物隔离存放，以防串味。

【知识链接】

马应龙痔疮膏的储存与养护

马应龙痔疮膏是一种浅灰黄色或粉红色的软膏，气香，有清凉感。本品为外用药，储存应与内用药分开，应避光，密封，置于阴凉处储存。避免温度过高或过低，引起膏体基质分层。

13. 中药栓剂的储存与养护

中药栓剂是由中药和基质均匀混合制成的一种具有一定形状和剂量的固体剂型，专供塞入肛门、阴道等腔道使用。

中药栓剂由于基质的特性，受热、受潮后易出现变形、发霉、酸败、干裂、软化变形、走油、出汗等质量变异现象。若储存温度过高会熔化变形，温度过低会干裂，太干燥时也会裂开。甘油明胶基质栓吸湿性强，吸潮后变不透明并有出汗现象，气候干燥时又易干化。因此，中药栓剂如妇宁栓、化痔栓等，在储存期间应尤其注意防热、防潮，一般储存在30 ℃以下的常温库密闭保存，并控制相对湿度在35%～75%。防止重压，不宜久储，以免酸败、腐败。此外，因中药栓剂为体腔内用药，保管中还应注意清洁卫生，防止异物、微生物的污染。对受热易熔化、遇光易变色的栓剂，应密闭、避光保存在阴凉处。

思考与练习

1. 生川乌储存与养护过程中应注意哪些问题？
2. 蜜黄芪应该如何储存与养护？
3. 冰硼散应该如何储存与养护？

实训项目 13　中药饮片储存与养护

一、实训目的

1. 能检查出变质的中药饮片。
2. 能正确完成中药饮片的在库养护检查工作。
3. 能正确完成中药养护检查相关记录。

二、器材准备

未变质中药饮片（各品种 200 g，原包装）：防风、白芍、当归、黄连、金银花、月季花、瓜蒌、郁李仁、藿香、肉桂。

已变质中药饮片（各品种 200 g，原包装）：山药（虫蛀）、丹参（发霉）、肉豆蔻（泛油）、菊花（变色）、薄荷（气味散失）。

中药饮片储藏柜：能分开存放以上 15 味中药饮片，存放货位全部编号。

“暂停发货”的黄色标识牌若干。

三、实训内容与步骤

1. 对以上 15 味中药饮片进行常规养护检查。
2. 填写中药养护检查记录（见表 S－13－1）。
3. 填写中药质量复查通知单（见表 S－13－2）。

以上实训任务在 20 min 内完成。

表 S－13－1　　中药养护检查记录

序号	检查日期	品名	规格	数量	生产企业	生产批号	有效期	存放地点	外观质量及包装情况	处理意见	检查员

续表

序号	检查日期	品名	规格	数量	生产企业	生产批号	有效期	存放地点	外观质量及包装情况	处理意见	检查员

表 S－13－2　　中药质量复查通知单

序号	检查日期	品名	规格	数量	生产企业	生产批号	有效期	存放地点	质量问题	养护员签字和日期	复查结果	质量部门签字和日期

四、实训测评

按表 S－13－3 所列评分标准进行测评，并做好记录。

表 S－13－3　　　　实训评分标准

<table>
<tr><th>序号</th><th>考核内容</th><th colspan="2">考核标准</th><th>配分</th><th>得分</th></tr>
<tr><td>1</td><td>着装</td><td colspan="2">按要求着装，佩戴胸卡，规范整洁</td><td>10</td><td></td></tr>
<tr><td rowspan="5">2</td><td rowspan="5">鉴别变质的中药饮片</td><td rowspan="5">正确检出变质的中药饮片</td><td>虫蛀</td><td>5</td><td rowspan="5"></td></tr>
<tr><td>发霉</td><td>5</td></tr>
<tr><td>泛油</td><td>5</td></tr>
<tr><td>变色</td><td>5</td></tr>
<tr><td>气味散失</td><td>5</td></tr>
<tr><td>3</td><td>养护检查记录</td><td colspan="2">正确完成中药养护检查记录的填写，每味药 2 分</td><td>30</td><td></td></tr>
<tr><td rowspan="2">4</td><td rowspan="2">质量异常处理</td><td colspan="2">正确放置“暂停发货”的黄色标识牌于质量异常药品的货位上</td><td>10</td><td></td></tr>
<tr><td colspan="2">正确完成中药质量复查通知单的填写，每味药 3 分</td><td>15</td><td></td></tr>
<tr><td>5</td><td>清洁卫生</td><td colspan="2">工作结束，认真打扫卫生</td><td>10</td><td></td></tr>
<tr><td colspan="4">合计</td><td>100</td><td></td></tr>
</table>

第八章

特殊管理药品的储存与养护

特殊药品是指麻醉药品、精神药品、医疗用毒性药品、放射性药品、药品类易制毒化学品、蛋白同化制剂、肽类激素、终止妊娠药品、含特殊药品的复方制剂等具有特殊管理规定的药品。本章对特殊管理药品储存与养护的工作要求进行了认知，对麻醉药品、精神药品、医疗用毒性药品、放射性药品、药品类易制毒化学品等储存与养护工作流程进行了讲解。通过麻醉药品、精神药品、毒性药品的储存与养护实训项目开展，使学生学会对特殊管理药品进行储存与养护操作。

§8－1　特殊管理药品储存与养护的认知

学习目标

1. 掌握特殊管理药品的概念。
2. 熟悉特殊管理药品的相关法规管理要求。
3. 了解特殊管理药品储存与养护工作的设施设备要求。

《中华人民共和国药品管理法》第一百一十二条规定，国务院对麻醉药品、精神药品、医疗用毒性药品、放射性药品、药品类易制毒化学品等有其他特殊管理规定的，依照其规定。特殊药品的储存与养护按照其他药品进行储存与养护的同时必须符合国家相关法律法规的规定。

一、特殊管理药品

1. 特殊管理药品的概念

（1）麻醉药品的概念和品种目录。

1）麻醉药品的概念。麻醉药品是指连续使用后易产生身体依赖性、能成瘾癖药品列入麻醉药品目录的药品和其他物质。麻醉药品标识如图 8－1－1 所示。

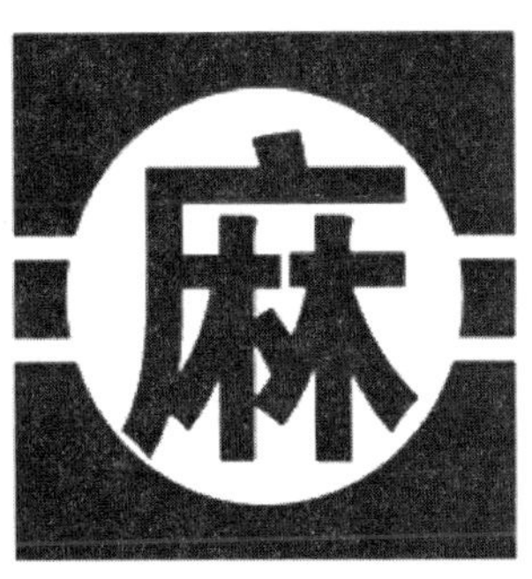

图 8－1－1　麻醉药品标识

2）麻醉药品目录。我国《麻醉药品品种目录》（2013 年版）中共 121 个麻醉药品品种，其中国内生产及使用的品种及包括的制剂、提取物、提取物粉共有 27 个品种，分别是可卡因、罂粟浓缩物、罂粟果提取物、罂粟果提取物粉、二氢埃托啡、地芬诺酯、芬太尼、氢可酮、氢吗啡酮、美沙酮、吗啡、吗啡阿托品注射液、阿片、复方樟脑酊、阿桔片、羟考酮、哌替啶、瑞分太尼、舒芬太尼、蒂巴因、可待因、右丙氧芬、双氢可待因、乙基吗啡、福尔可定、布桂嗪和罂粟壳。

上述品种也包括其可能存在的盐和单方制剂（除非另有规定）以及其可能存在的化学异构体及酯、醚（除非另有规定），其中罂粟壳只能用于中药饮片和中成药的生产以及医疗配方使用。

（2）精神药品的概念和分类。

1）精神药品的概念。精神药品是指直接作用于中枢神经系统，使之兴奋或抑制，连续使用可产生依赖性的药品。精神药品标识如图 8－1－2 所示。

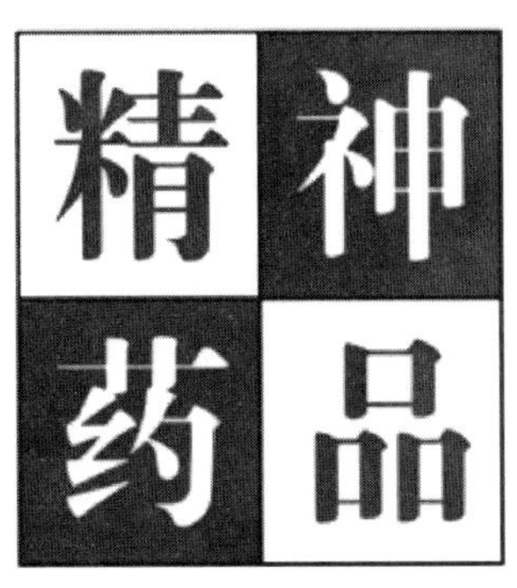

图 8－1－2　精神药品标识

2）精神药品的分类。依据精神药品使人体产生的依赖性和危害人体健康的程度，精神药品分为第一类精神药品和第二类精神药品。我国《精神药品品种目录》（2013 年版）共有 149 个品种，其中第一类精神药品有 68 个品种，第二类精神药品有 81 个品种。

3）第一类精神药品品种目录。目前，我国生产及使用的第一类精神药品有 7 个品种，分别是哌醋甲酯、司可巴比妥、丁丙诺啡、γ－羟丁酸、氯胺酮、马吲哚、三唑仑。

4）第二类精神药品品种目录。目前，我国生产及使用的第二类精神药品有 28 个品种，分别是：异戊巴比妥、格鲁米特、喷他佐辛、戊巴比妥、阿普唑仑、巴比妥、氯硝西泮、地西泮、艾司唑仑、氟西泮、劳拉西泮、甲丙氨酯、咪达唑仑、硝西泮、奥沙西泮、匹莫林、苯巴比妥、唑吡坦、丁丙诺啡透皮贴剂、布托啡诺及其注射剂、咖啡因、安钠咖、地佐辛及其注射剂、麦角胺咖啡因片、氨酚氢可酮片、曲马多、扎来普隆、佐匹克隆。

上述品种包括其可能存在的盐和单方制剂，也包括其可能存在的化学异构体及酯、醚（除非另有规定）。

（3）医疗用毒性药品的概念、品种和分类。

医疗用毒性药品是指毒性剧烈、治疗剂量与中毒剂量相近，使用不当会致人中毒或死亡的药品，简称毒性药品。医疗用毒性药品标识如图 8－1－3 所示。

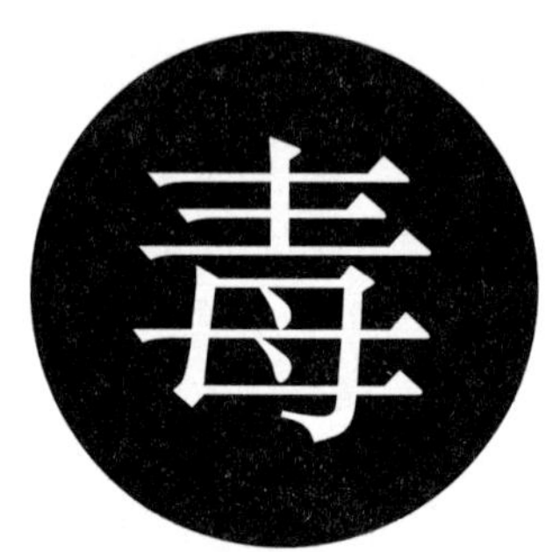

图 8－1－3　医疗用毒性药品标识

医疗用毒性药品包括以下几个品种。

1）毒性中药材或中药饮片。具体品种及储存与养护方法参考第七章相关内容。

2）毒性化学药品。毒性化学药品种（原料药、不包含制剂）共 13 种，包括去乙酰毛花苷 C、阿托品（包括其盐类）、洋地黄毒苷、氢溴酸后马托品、三氧化二砷、毛果芸香碱、升汞、水杨酸毒扁豆碱、氢溴酸东莨菪碱、亚砷酸钾、士的宁（包括其盐类）、亚砷酸注射液、A 型肉毒素及其制剂。

（4）放射性药品的概念和类型。

放射性药品通常是指用于临床诊断或治疗的放射性核素制剂或者其标记药物，包括裂变制品、加速器制品、推照制品、放射性同位素及其配套药盒、放射免疫分析药盒等。放射性药品标识如图 8－1－4 所示。

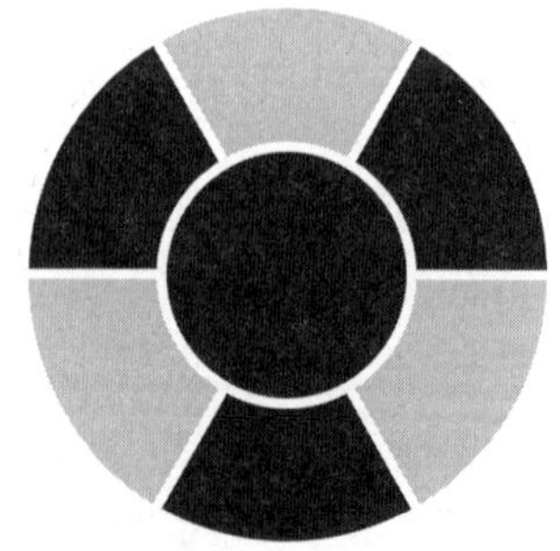

图 8－1－4　放射性药品标识

《中国药典》(2020 年版，二部）收载的 30 种放射性药品都是由 11 种放射性核素制备的。可按核素的不同分为 11 类：153 钐、133 氙、131 碘、67 镓、18 氟、32 磷、99m 锝、51 铬、201 铊、89 锶、125 碘。常用的放射性药品有来昔决南钐［153Sm］注射液、氙［133Xe］注射液、枸橼酸镓［67Ga］注射液、氟［18F］脱氧葡糖注射液等。

(5) 药品类易制毒化学品的概念和类型。

易制毒化学品是指国家规定管制的可用于制造麻醉药品和精神药品的前体、原料和化学配剂等物质。药品类易制毒化学品是指《易制毒化学品管理条例》中所确定的麦角酸、麻黄碱等物质。

易制毒化学品分为三类。第一类是可以用于制毒的主要原料，如麦角酸、麦角胺、麦角新碱、麻黄素类物质（如麻黄素、伪麻黄素、消旋麻黄素、去甲基麻黄素、甲基麻黄素、麻黄浸膏、麻黄浸膏粉等)；第二类、第三类为可以用于制毒的化学配剂。药品类易制毒化学品属于第一类易制毒化学品。

【知识链接】

易制毒化学品

《易制毒化学品管理条例》第二条规定，易制毒化学品分为三类。第一类是可以用于制毒的主要原料，第二类、第三类是可以用于制毒的化学配剂。

第一类易制毒化学品有 1 - 苯基 - 2 - 丙酮、3,4 - 亚甲基二氧苯基 - 2 - 丙酮、胡椒醛、黄樟素、黄樟油、异黄樟素、N - 乙酰邻氨基苯酸、邻氨基苯甲酸、麦角酸、麦角胺、麦角新碱、麻黄素类物质、N - 苯乙基 - 4 - 哌啶酮、4 - 苯胺基 - N - 苯乙基哌啶、N - 甲基 - 1 - 苯基 - 1 - 氯 - 2 - 丙胺、羟亚胺、1 - 苯基 - 2 - 溴 - 1 - 丙酮、3 - 氧 - 2 - 苯基丁腈、邻氯苯基环戊酮，共 19 个品种。

第二类易制毒化学品有苯乙酸、醋酸酐、三氯甲烷、乙醚、哌啶、1 - 苯基 - 1 - 丙酮（苯丙酮)、溴素（液溴)、α - 苯乙酰乙酸甲酯、α - 乙酰乙酰苯胺、3,4 - 亚甲基二氧苯基 - 2 - 丙酮缩水甘油酸、3,4 - 亚甲基二氧苯基 - 2 - 丙酮缩水甘油酯，共 11 个品种。

第三类易制毒化学品有甲苯、丙酮、甲基乙基酮、高锰酸钾、硫酸、盐酸、苯乙腈、γ - 丁内酯，共 8 个品种。

其中第一类、第二类所列物质可能存在的盐类也纳入管制。

(6) 蛋白同化制剂概念和类型。

蛋白同化制剂是合成代谢类药物，具有促进蛋白质合成和减少氨基酸分解的作用，可促进肌肉增生，提高动作力度和增强男性的性特征。

常用蛋白同化制剂包括甲睾酮、克仑特罗、达那唑、雄烯二醇、双氢睾酮、己烯雌醇、美雄诺龙、美睾酮、司坦唑醇、睾酮等。

(7) 肽类激素的概念和类型。

肽类激素主要由丘脑下部及脑垂体等分泌器官产生，由氨基酸通过肽键连接而成，可通过刺激肾上腺皮质生长、红细胞生成等促进人体的生长、发育，大量摄入会降低自身内分泌水平，损害身体健康，还可能引起心血管疾病、糖尿病等。滥用肽类激素也会形成较强的心理依赖。

肽类激素常用药品有注射用促皮质素、重组人促红素注射液、注射用绒促性素、重组人生长激素注射液、低精蛋白锌胰岛素注射液等。药品零售企业禁止经营蛋白同化制剂和肽类激素，胰岛素制剂除外。

2. 特殊管理药品的相关法规管理要求

特殊管理药品的收货、验收、入库、在库管理和出库等工作必须按照《麻醉药品和精神药品管理条例》《医疗用毒性药品管理办法》《放射性药品管理办法》《药品类易制毒化学品管理办法》等规定执行，特殊管理药品仓库管理必须具备对应的专业技术人员、设备设施和管理制度。

特殊管理药品具有药品属性，其验收、储存与养护工作目标应包含药品储存与养护目标。需要根据药品本身理化性质和质量变化规律，积极采取预防和救治措施，做好在库药品的日常检查和储存与养护工作，保证药品质量和数量。

GSP 第一百七十八条第十项规定，国家有专门管理要求的药品：国家对蛋白同化制剂、肽类激素、含特殊药品复方制剂等品种实施特殊监管措施的药品。

（1）蛋白同化制剂、肽类激素。

蛋白同化制剂又称同化激素，俗称合成类固醇，这类药物在医疗实践活动中常用于慢性消耗性疾病及大手术、肿瘤化疗、严重感染等对机体严重损伤后的复原治疗。但如果出于非医疗目的而使用（滥用）此类药物则会导致生理、心理的不良后果。在生理方面，滥用蛋白同化制剂会引起人体内分泌系统紊乱、肝脏功能损伤、心血管系统疾患甚至引起恶性肿瘤和免疫功能障碍等。在心理方面，滥用这类药物会引起抑郁情绪和冲动、攻击性行为等。此外，滥用这类药物会形成强烈的心理依赖。肽类激素由氨基酸通过肽键连接而成，最小的肽类激素可由三个氨基酸组成，如促甲状腺激素释放激素。多数肽类激素可由十几个、几十个或乃至上百及几百个氨基酸组成。

蛋白同化制剂和肽类激素的滥用问题伴随着现代竞技体育运动的发展而出现并日趋严重，又随着人们生活水平的提高、对健美的渴望和健身运动的普及而向学校体育和社会体育领域蔓延。一方面，滥用此类药物的人员越发普遍；另一方面，滥用者的年龄亦日趋减小，严重威胁着公众特别是青少年的身心健康。

（2）含特殊药品复方制剂。

复方制剂是相对单方药物而言的概念，是由几种不同类别的药物混合而成的制剂。与单方药物相比，复方制剂具有改善服用药品依从性、提高药物疗效、减少不良反应、降低用药费用等优点，但也存在不符合个体化治疗理念、不利于调整药物剂量等缺点。复方是指几种不同类别的药物混合而成的制剂，其后的药名是指处方中的主药。

含特殊药品复方制剂包括含麻黄碱类复方制剂、复方地芬诺酯片、复方甘草片、复方甘草口服溶液、曲马多口服复方制剂、尿通卡克乃其片、复方枇杷喷托维林颗粒等。

（3）药品类易制毒化学品。

《药品类易制毒化学品管理办法》第十三条规定，药品类易制毒化学品单方制剂和小包装麻黄素，纳入麻醉药品销售渠道经营，仅能由麻醉药品全国性批发企业和区域性批发企业经销，不得零售。第三十一条规定，药品类易制毒化学品生产企业、经营企业和使用药品类易制毒化学品的药品生产企业，应当设置专库或者在药品仓库中设立独立的专库（柜）储存药品类易制毒化学品。麻醉药品全国性批发企业、区域性批发企业可在其麻醉药品和第一类精神药品专库中设专区存放药品类易制毒化学品。教学科研单位应当设立专柜储存药品类易制毒化学品。专库应当设有防盗设施，专柜应当使用保险柜；专库和专柜应当实行双人双锁管理。药品类易制毒化学品生产企业、经营企业和使用药品类易制毒化学品的药品生产企业，其关键生产岗位、储存场所应当设置电视监控设施，安装报警装置并与公安机关联网。第三十二条规定，药品类易制毒化学品生产企业、经营企业和使用药品类易制毒化学品的药品生产企业，应当建立药品类易制毒化学品专用账册。专用账册保存期限应当自药品类易制毒化学品有效期期满之日起不少于2年。药品类易制毒化学品生产企业自营出口药品类易制毒化学品的，必须在专用账册中载明，并留存出口许可及相应证明材料备查。药品类易制毒化学品入库应当双人验收，出库应当双人复核，做到账物相符。

（4）终止妊娠药品。

终止妊娠药品是指用于终止母体内胎儿在其体内发育成长的过程的药品，包括米非司酮、卡前列素、卡前列甲酯、米索前列醇、缩宫素、乳酸依沙吖啶、地诺前列素、天花粉蛋白、硫前列酮、甲烯前列素、环氧司坦、吉美前列素、芫花萜。

二、设施设备要求

1. 环境和场地要求

（1）麻醉药品、精神药品、医疗用毒性药品、放射性药品、药品类易制毒化学品均应单独建设专用库或专柜储存。专用库的建设必须位于库区建筑群之内，不靠外墙。

（2）特殊药品库房条件除达到非特殊药品库房条件外，还应符合以下要求：

1）采用无窗建筑形式，整体为钢筋混凝土结构，具有抗撞击能力，入口采用专用防盗钢制保险库门，实行双人双锁管理；

2）具有相应的防火设施；

3）具有监控设施和报警装置，报警装置应当与当地公安机关报警系统联网。放射性药品储存场地还应具有与放射剂量相适应的防护装置，严格实行专库、专人、专账管理。

想一想

特殊药品的储存场地必须具有监控设施和报警装置，如果没有此类装置的话会出现什么样的后果？

2. 设备和用具的要求

（1）特殊药品库房设备设施除达到非特殊药品储存与养护条件外，还应符合以下要求。

1）有专用验收台、专用不合格药品存放柜、专用储存养护柜、专用管理登记计算机和与有关管理部门联网的计算机信息管理系统等。

2）放射性药品配备核医疗技术人员、存放铅罐和储源室、储源柜、储源箱等专用储源设备和放射源检查及检测设备。

（2）特殊药品库房管理与其他药品一样实行分区管理，待验区、合格品区、不合格区、发货区等实行色标管理，具有明显区分；具有包装物料的存放场地；储存区具备分库（区），分类存放条件。

思考与练习

1. 特殊管理药品的种类有哪些？
2. 为什么特殊管理药品要进行“特殊管理”？

§8－2　特殊管理药品的储存与养护工作流程

学习目标

1. 掌握特殊管理药品的储存与养护的要求和方法。
2. 了解特殊管理药品的入库验收、质量检查和保管养护等工作流程。

一、麻醉药品和精神药品的储存与养护

1. 收货验收及质量检查

麻醉药品和精神药品的质量检查验收必须严格按照各企业依据《麻醉药品和精神药品管理条例》和《药品管理法》制定的药品质量检查验收管理制度执行，麻醉药品和第一类精神药品必须在专库内由双人进行验收并逐件验收至最小药品包装，第二类精神药品应由专人验收。

麻醉药品和第一类精神药品到货时，应核验随货同行单和运输证明（有效期为1年，不跨年度）。铁路运输的，应使用集装箱或铁路行李车道路；水路运输的，应有专人押运，道路运输中途不应停车过夜。第二类精神药品无须办理运输证明，但收货时需索取和核验随货同行单。

麻醉药品和第一类精神药品到货后，收货人员应检查运输工具是否符合要求，专用包装是否完整密封，是否有专人押运。应由2名收货人员指引，直接将药品卸货到麻醉药品专库或精神药品专库，在专库内的待验区域待验。第二类精神药品到货也应直接卸货到二类精神药品储存专库或专区。

麻醉药品和第一类精神药品入库验收必须货到即验，确保货物准确交付。验收时至少双人开箱验收，清点验收到最小包装，验收记录双人确认。验收完成后收货员在随货同行单上签字并通知入库。

麻醉药品和第一类精神药品应当双人验收、双人签字，第二类精神药品应由双人验收、签字。验收记录内容应真实、准确、完整、可追溯。麻醉药品和精神药品要建立专用验收账册，专册记录内容应包括日期、凭证号、品名、剂型、规格、单位、数量、批号、有效期、生产单位、供货单位、质量情况、验收结论、验收和保管人员签字（具备信息化管理条件的应当填写电子验收单）。专用验收账册的保存期限应当自药品有效期期满之日起不少于5年。

麻醉药品和第一类精神药品按照说明书标明的储存条件存入合适的仓库或仓位后，应进行储存编码和粘贴储存标识标签。同时应登录符合要求的医药商品购销存管理系统填写验收记录，扫描并上传药品追溯信息码，满足药品追溯的要求。另外，麻醉药品和第一类精神药品的入库、出库还需要在联网的专门管理系统中进行记录。

销售退回麻醉药品和精神药品验收记录内容应包括药品通用名、规格、批准文号、批号、生产日期、有效期、生产厂商（或产地）、数量、退货单位、退货日期、退货原因、验收日期、验收结果和验收人员签字等。

想一想

某医药公司购入一批奋乃静片于今日到货，卸货到该公司精神药品专库待验区域，收货员A和B负责进行验收。在开箱检查时，收货员B因为公司有其他临时交办的工作所以先行离开，并于验收结束后回来在验收记录上进行补签。

以上收货验收环节是否符合要求？如果不符合有哪些问题？

2. 保管养护

麻醉药品和精神药品专库实行专人（双人）负责管理。麻醉药品和第一类精神药品可同时储存在麻醉药品专库，入库储存同样遵守“分区分类、货位编号”的原则，在专库内设置阴凉储存区（柜）和常温储存区，按照药品包装标识的储存要求，分别储存在符合温湿度要求的储存区（柜）内。日常要对专库内的温湿度进行连续监测和调控，并采取相应的避光、遮光等养护措施。第二类精神药品要专库或专区储存，并满足温湿度等储存条件要求。

麻醉药品和精神药品的出库必须遵守《药品出库复核管理制度》，麻醉药品制剂和第一类精神药品制剂出库时应双人复核，第二类精神药品应专人复核。复核过程中登录符合要求的医药商品购销存管理系统核对药品基本信息并生成出库复核记录，双人复核记录应由2名复核人员签字确认。复核完成后扫描并上传药品追溯信息码，满足药品追溯的要求。特殊管理药品应单独打印出库单（即随货同行单或送货单），并加盖药品出库专用章。凭合格的出库单才能允许出库放行。麻醉药品和第一类精神药品应由双人同时包装，独立装箱，第二类精神药品也要单独包装，不与其他药品混合拼箱。对因破损、变质、过期而不能销售的麻醉药品和第一类精神药品品种，应双人清点登记造册，单独妥善保管，并及时向所在地县级以上药品监督管理部门申请销毁。药品销毁应有记录并由监销人员签字，存档备查，药品经营企业不得擅自销毁。

【知识链接】

《麻醉药品和精神药品管理条例》第五十二条规定，托运或者自行运输麻醉药品和第一类精神药品的单位，应当向所在地设区的市级药品监督管理部门申请领取运输证明。

为此原国家食品药品监督管理局、铁道部、交通部和民航总局联合出台了《麻醉药品和精神药品运输管理办法》。该办法第四条规定，托运或自行运输麻醉药品和第一类精神药品的单位，应当向所在地省、自治区、直辖市药品监督管理部门申领麻醉药品、第一类精神药品运输证明（简称运输证明）。第五条规定，运输证明有效期 1 年（不跨年度）。运输证明在有效期满前 1 个月按照规定重新办理。第十四条规定，运输第二类精神药品无须办理运输证明。

二、医疗用毒性药品的储存养护

1. 收货验收及质量检查

医疗用毒性药品的入库验收及质量检查，必须严格按照各企业依据《医疗用毒性药品管理办法》和《药品管理法》制定的药品质量检查验收管理制度执行。

（1）毒性药品到货后，收货人员应核验随货同行单并检查运输工具是否符合要求，专用包装是否完整密封，是否有专人押运。在收货人员指引下直接将毒性药品卸货到毒性药品专库。

（2）验收人员应在专用验收台上使用专用工具进行检查，查看外包装是否有毒性药品的特殊标识，查验检验报告和合格证，检查包装是否完好，打开最小包装检查药品外观性状及说明书。清点数量时也应清点到最小包装。检验人员在检验过程中，中途不应离开现场，以防发生事故。

（3）医疗用毒性药品为双人验收，验收记录应为双人签全名，并按规定使用特殊药品验收单（具备信息化管理条件的应当填写电子验收单）。建立专用验收账册。专用验收账册的保存期限应当自药品有效期期满之日起不少于 5 年。

（4）验收完成后，按照说明书标明的储存条件存入合适的仓库或仓位后，进行储存编码和粘贴储存标识标签，同时应登录符合要求的医药商品购销存管理系统填写入库记录，扫描并上传药品追溯信息码，满足药品追溯的要求。另外，医疗用毒性药品的入库、出库还需要在联网的专门管理系统中进行记录。

2. 保管养护

储存毒性药品同样需要分库、分类储存。一般根据储存品种和质量特性进行分库或分区。毒性中药材（饮片）、毒性化学原料药和毒性化学药制剂应分库储存，毒性药品专库或专柜（仓）不得混存其他药品。同一库房内应根据药品储存要求设置阴凉储存区（柜）和常温储存区。按照药品包装标识的储存要求，分别储存在符合温湿度要求的储存区（柜）内。

【小提示】

毒性中药材（饮片）中不宜同时用药的（违反十八反、十九畏）毒性药品不能存放在同一仓位，如生川乌、生草乌、生附子不能与生半夏同时存放在同一仓位。

在储存过程中要对专库内的温湿度实行连续监测和调控，并采取密封、避光等措施进行储存与养护。应根据毒性药品的理化性质、质变的内容及主要原因，结合库存数量的大小来决定养护方法，定期进行养护，做好养护记录。例如，毒性中药中矿物类药材除了雄黄和水银外都易吸潮，应做好密封，注意防潮；水银容易挥发，散落后不易收起，应储存在阴凉处，严格密封；轻粉和白降丹颜色容易变暗，红粉易变深，也要阴凉、密封保存；洋地黄毒苷遇光变质，故应避光、密闭保管；毒性药材中易泛油的品种有生千金子、生巴豆、红娘虫、青娘虫、斑蝥、天仙子等，这些药材应在阴凉处储存；洋金花和闹羊花易变色，应储存在阴凉干燥处。

医疗用毒性药品出库、复核、包装、运输以及不合格品的处理等过程与麻醉药品要求相同。医疗用毒性药品出库时也必须凭合格的出库单才能允许出库放行。

【知识链接】

医疗用毒性药品管理办法

第二条规定，医疗用毒性药品（以下简称毒性药品），系指毒性剧烈、治疗剂量与中毒剂量相近，使用不当会致人中毒或死亡的药品。

第三条规定，毒性药品年度生产、收购、供应和配制计划，由省、自治区、直辖市医药管理部门根据医疗需要制定，经省、自治区、直辖市卫生行政部门审核后，由医药管理部门下达给指定的毒性药品生产、收购、供应单位，并抄报卫生部、国家医药管理局和国家中医药管理局。生产单位不得擅自改变生产计划自行销售。

第五条规定，毒性药品的收购、经营，由各级医药管理部门指定的药品经营单位负责；配方用药由国营药店、医疗单位负责。其他任何单位或者个人均不得从事毒性药品的收购、经营和配方业务。

第六条规定，收购、经营、加工、使用毒性药品的单位必须建立健全保管、验收、领发、核对等制度，严防收假、发错，严禁与其他药品混杂，做到划定仓间或仓位，专柜加锁并由专人保管。

毒性药品的包装容器上必须印有毒药标志。在运输毒性药品的过程中，应当采取有效措施，防止发生事故。

第九条规定，医疗单位供应和调配毒性药品，凭医生签名的正式处方。国营药店供应和调配毒性药品，凭盖有医生所在的医疗单位公章的正式处方。每次处方剂量不得超过二日极量。

调配处方时，必须认真负责，计量准确，按医嘱注明要求，并由配方人员及具有药师以上技术职称的复核人员签名盖章后方可发出。对处方未注明“生用”的毒性中药，应当付炮制品。如发现处方有疑问时，须经原处方医生重新审定后再行调配。处方一次有效，取药后处方保存二年备查。

三、放射性药品的储存与养护

1. 收货验收及质量检查

放射性药品的入库验收及质量检查必须严格执行《放射性药品管理办法》（2022 修订）。放射性药品到货后立即由核医疗技术人员专人进行收货验收储存与养护，清点数量并检查液体放射性药品容器有无破损、渗漏等，然后立即入库。收货入库应认真核对药品名称、生产批号、生产企业、生产日期、有效期、批准文号、放射性药品特殊标识、放射性浓度、总体积、总强度、容器号、溶液的酸碱度及其他物理性状。

2. 保管养护

放射性药品的储存保管养护应由核医疗技术人员进行特殊管理，应有与放射剂量相适应的防护装置，严格实行专库（柜）、专人负责保管，专账记录。放射性药品应放在铅罐内，然后按不同品种分类放置在储源室的储源柜内，并作明显标示。储存放射性药品的铅罐应避免拖拉或撞击。

出库验发时必须做好使用登记，要有专人对品种、数量进行复查，剩余的放射性药品应在当天放回库房并核对数量，做好登记。

过期失效而不可供药用的放射性药品，不得随便处理，应单独存放，由专业处理机构进行处理，防止发生放射性污染。

【知识链接】

国家药监局关于进一步加强放射性药品管理有关事宜的通告

（2022 年 第 5 号）

为进一步加强放射性药品生产管理，保证放射性药品质量安全有效，根据《药品管理法》《放射性药品管理办法》等法律法规，现将有关事宜通告如下：

一、即时标记放射性药品连续三批样品检验调整至生产企业取得放射性药品生产许可证后进行，可结合药品生产质量管理规范符合性检查的动态生产批同步开展。样品检验由符合《放射性药品管理办法》相关规定的药品检验机构承担。

二、医疗机构制备正电子类放射性药品备案时，拟生产品种的连续三批样品检验以及质量标准复核由符合《放射性药品管理办法》相关规定的药品检验机构承担。

三、放射性药品上市许可持有人、放射性药品生产企业以及制备正电子类放射性药品的医疗机构应当配备具有放射性药品相应专业知识的质量控制和检验人员，相关人员须接受与岗位要求相适应的培训并考核合格方可上岗。

四、药品上市许可持有人、药品生产企业以及制备正电子类放射性药品的医疗机构应当切实落实药品质量管理主体责任，严格实行生产全过程的质量控制和检验。质量检验合格的产品方可销售或使用。

五、含有短半衰期放射性核素的药品，可以边检验边出厂。但发现质量不符合国家药品标准时，药品上市许可持有人和药品生产企业应当立即停止生产、销售，通知使用单位停止使用，并采取相应的风险管控措施。

六、各省级药品监管部门应当加强事中事后监管，进一步加强放射性药品生产过程的监督检查，督促放射性药品生产企业和医疗机构落实放射性药品质量安全主体责任，确保药品生产全过程持续符合法定要求。

七、本通告自印发之日起执行，此前国务院药品监管部门发布的规定与本通告不一致的，以本通告为准。

四、药品类易制毒化学品的储存与养护

1. 收货验收及质量检查

药品类易制毒化学品入库验收及质量检查必须严格执行《药品类易制毒化学品管理办法》，其操作流程和管理要求与麻醉药品和第一类精神药品基本相同。

（1）药品类易制毒化学品到货后，应当双人验收。收货人员应核验随货同行单并检查运输工具是否符合要求，专用包装是否完整密封，是否有专人押运。在收货人员指引下直接将药品类易制毒化学品卸货到专库的待验区域待验。

（2）药品类易制毒化学品为双人验收、签字，并按规定使用特殊药品验收单（具备信息化管理条件的应当填写电子验收单）和建立专用验收账册。专用验收账册保存期限应当自药品类易制毒化学品有效期期满之日起不少于2年。

（3）验收完成后，按照说明书标明的储存条件存入合适的仓库或仓位后进行储存编码和粘贴储存标识标签。登录符合要求的医药商品购销存管理系统填写入库记录，扫描并上传药品追溯信息码，满足药品追溯的要求。另外，药品类易制毒化学品的入库、出库还需要在联网的专门管理系统中进行记录。

2. 保管养护

药品类易制毒化学品应被确定为重点养护品种，应当设置专库或者在药品仓库中设立独立的专柜储存药品类易制毒化学品。全国性批发企业、区域性批发企业可在其麻醉药品和第一类精神药品专库中设专区存放药品类易制毒化学品。专库应当设有防盗设施，专柜应当使用保险柜专库和专柜，实行双人双锁管理。

想一想

重点养护品种的储存与养护方法有哪些?

药品类易制毒化学品应当建立专用验收账册，入库应当双人验收，出库应当双人复核，

做到账物相符。专用验收账册保存期限应当自药品类易制毒化学品有效期期满之日起不少于2年。

药品类易制毒化学品在库储存保管养护工作可参照非特殊药品的储存保管养护操作进行。如按照规定监测与调节库房温湿度、查看药品包装标识、查看有效期、检查外观质量状况等，以保证质量。

出库应当严格执行出库复核制度，认真核对实物与药品销售出库单是否相符，并确保将药品类易制毒化学品送达购买方所载明的地址，或者医疗机构的药库。在核查、发货、送货过程中发现可疑情况的，应当立即停止销售，并向所在地食品药品监督管理部门和公安机关报告。出库验发时，应同时登录符合要求的医药商品购销存管理系统核对并输入出库信息，扫描并上传药品追溯信息码，满足药品追溯的要求，同时在联网的专门管理系统中进行备案。

五、其他特殊药品的储存与养护

1. 收货验收及质量检查

其他特殊药品包括蛋白同化制剂、肽类激素、终止妊娠药品、含特殊药品的复方制剂等，其入库验收及质量检查与一般药品的入库验收及质量检查一致，但需要专库或专柜存放，实行专人和专账管理，有专门的验收、检查、保管、销售和出入库登记制度和记录。

2. 保管养护

其他特殊药品必须实行专库（柜）存放，验收记录、储存与养护记录、出库复核记录应保存至药品有效期后2年，但至少不能低于5年。其他方面操作参照一般药物储存保管养护进行。

【知识链接】

危险化学品的储存与养护

（1）危险化学品的概念

危险化学品是指具有毒害、腐蚀、爆炸、燃烧、助燃等性质，对人体、设施、环境具有危害的化学品。

国家对危险化学品的生产、储存实行统筹规划、合理布局。国务院工业和信息化主管部门以及国务院其他有关部门依据各自职责，负责危险化学品生产、储存的行业规划和布局。

地方人民政府组织编制城乡规划，应当根据本地区的实际情况，按照确保安全的原则，规划适当区域专门用于危险化学品的生产、储存。

（2）危险化学品的分类

《危险货物道路运输规则》（JT/T 617—2018）对标国际，参考了《联合国关于危险货物运输的建议书规章范本》（第十八修订版）、《联合国关于危险货物的建议书试验和标准手册》（第六修订版）、《危险货物国际道路运输欧洲公约》（ADR 2015 年版），针对目前危险货物暴露出的罐体与介质匹配、运输车辆、托运程序、运输操作等方面的突出问题，细化、完善相关标准内容，于2018年12月1日开始实施。这是我国交通运输部发布的第一套完整的关于危险货物运输的标准，按危险货物具有的危险性或其中最主要的危险性将其分为9个类别，类别分列如下。

第1类　爆炸性物质和物品

第1.1项　有整体爆炸危险的物质和物品，如高氯酸；

第1.2项　有迸射危险，但无整体爆炸危险的物质和物品；

第1.3项　有燃烧危险并有局部爆炸危险或局部迸射危险之一，或兼有这两种危险，但无整体爆炸危险的物质和物品，如二亚硝基苯；

第1.4项　不呈现重大危险的物质和物品，如四唑并－1－乙酸；

第1.5项　有整体爆炸危险的非常不敏感物质；

第1.6项　无整体爆炸危险的极端不敏感物质。

第2类　气体

第2.1项　易燃气体，如乙炔、丙烷、氢气、液化石油气、天然气、甲烷等；

第2.2项　非易燃无毒气体，如氧气、氮气、氩气、二氧化碳等；

第2.3项　毒性气体，如氯气、液氨、水煤气等。

第3类　易燃液体

第4类　易燃固体、易于自燃的物质、遇水放出易燃气体的物质

第4.1项　易燃固体、自反应物质和固态退敏爆炸品，如硝化棉、硫黄、铝粉等；

第4.2项　易于自燃的物质，如保险粉等；

第4.3项　遇水放出易燃气体的物质，如金属钠、镁粉、镁铝粉、镁合金粉等。

第5类　氧化性物质和有机过氧化物

第5.1项　氧化性物质，如双氧水、高锰酸钾、漂白粉等；

第5.2项　有机过氧化物。

第6类　毒性物质和感染性物质

第6.1项　毒性物质，如氰化钠、氰化钾、砒霜、硫酸铜、部分农药等；

第6.2项　感染性物质。

第7类　放射性物质

第8类　腐蚀性物质

第9类　杂项危险物质和物品，包括危害环境物质

（3）危险化学品的储存和保管要求

1）生产、储存危险化学品的单位，应当根据其生产、储存的危险化学品的种类和危险特性，在作业场所设置相应的监测、监控、通风、防晒、调温、防火、灭火、防爆、泄压、防毒、中和、防潮、防雷、防静电、防腐、防泄漏以及防护围堤或者隔离操作等安全设施、设备，并按照国家标准、行业标准或者国家有关规定对安全设施、设备进行经常性维护、保养，保证安全设施、设备的正常使用。生产、储存危险化学品的单位，应当在其作业场所和

安全设施、设备上设置明显的安全警示标志。

2）生产、储存危险化学品的单位，应当在其作业场所设置通信、报警装置，并保证处于适用状态。

3）生产、储存危险化学品的企业，应当委托具备国家规定的资质条件的机构，对本企业的安全生产条件每3年进行1次安全评价，提出安全评价报告。安全评价报告的内容应当包括对安全生产条件存在的问题需进行整改的方案。

生产、储存危险化学品的企业，应当将安全评价报告以及整改方案的落实情况报所在地县级人民政府安全生产监督管理部门备案。在港区内储存危险化学品的企业，应当将安全评价报告以及整改方案的落实情况报港口行政管理部门备案。

4）生产、储存剧毒化学品或者国务院公安部门规定的可用于制造爆炸物品的危险化学品（以下简称易制爆危险化学品）的单位，应当如实记录其生产、储存的剧毒化学品、易制爆危险化学品的数量、流向，并采取必要的安全防范措施，防止剧毒化学品、易制爆危险化学品丢失或者被盗，发现剧毒化学品、易制爆危险化学品丢失或者被盗的，应当立即向当地公安机关报告。生产、储存剧毒化学品、易制爆危险化学品的单位，应当设置治安保卫机构，配备专职治安保卫人员。

5）危险化学品应当储存在专用仓库、专用场地或者专用储存室（以下统称专用仓库）内，并由专人负责管理剧毒化学品以及储存数量构成重大危险源的其他危险化学品，应当在专用仓库内单独存放，并实行双人收发、双人保管制度。危险化学品的储存方式、方法以及储存数量应当符合国家标准或者国家有关规定。

6）储存危险化学品的单位应当建立危险化学品出入库核查、登记制度。

对剧毒化学品以及储存数量构成重大危险源的其他危险化学品，储存单位应当将其储存数量、储存地点以及管理人员的情况，报所在地县级人民政府安全生产监督管理部门（在港区内储存的，报港口行政管理部门）和公安机关备案。

7）危险化学品专用仓库应当符合国家标准、行业标准的要求，并设置明显的标志。储存剧毒化学品、易制爆危险化学品的专用仓库，应当按照国家有关规定设置相应的技术防范设施。储存危险化学品的单位应当对其危险化学品专用仓库的安全设施、设备定期进行检测、检验。

8）生产、储存危险化学品的单位转产、停产、停业或者解散的，应当采取有效措施，及时、妥善处置其危险化学品生产装置、储存设施以及库存的危险化学品，不得丢弃危险化学品，处置方案应当报所在地县级人民政府安全生产监督管理部门、工业和信息化主管部门、环境保护主管部门和公安机关备案。安全生产监督管理部门应当会同环境保护主管部门和公安机关对处置情况进行监督检查，发现未依照规定处置的，应当责令其立即处置。

9）易燃气体储存于阴凉、通风仓间内，温度不宜过高（因物而异），防止阳光直射。氧气、压缩空气、氧化剂等分开存放。储存间内的照明、通风等设施应采用防爆型，开关设在仓外，配备相应品种和数量的消防器材。罐储时要有防火防爆技术措施。露天储存夏季要有降温措施。远离火种热源，验收时注意验瓶日期，搬运时轻装轻卸，防止钢瓶及附件的破损。

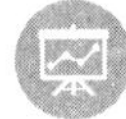

思考与练习

1. 特殊药品收货验收和普通药品有什么不同?
2. 第一类精神药品收货验收时需要核验的票据有哪些？验收记录都需要填写哪些内容?

实训项目 14　麻醉药品、精神药品、毒性药品的储存与养护

一、实训目的

1. 熟悉特殊药品的特殊管理要求。
2. 学会特殊药品的收货、入库、养护等操作流程。
3. 能正确完成相关工作任务，填写相关记录。

二、器材准备

1. 操作场所

模拟特殊药品库房。

2. 器材材料

（1）特殊药品若干（使用特殊药品空盒）。

（2）医药商品购销存管理系统（可进行特殊药品管理和相关票据的打印），如果没有，可打印纸质单据和票据进行模拟。

（3）RF 手持终端（RF 手持扫描枪）。

3. 活动所需表格

特殊管理药品采购记录表、随货同行单、特殊管理药品验收单、储存标识标签。

三、实训内容与步骤

1. 运输工具与运输状态检查

（1）检查运输工具是否符合要求，专用包装是否完整密封，是否有押运人。

（2）索取并查看麻醉药品、第一类精神药品运输证明。

（3）记录到货温度，冷藏药品需要给一份自动监测的温度记录，收货人员要验证一下，并把温度记录保留好。

（4）将药品放置于符合温度要求的场所（冷藏药品立刻送冷库收货区）。

2. 药品清点和票据核对

（1）检查麻醉药品、第一类精神药品运输证明、随货同行单等票据是否符合要求。

（2）核对随货同行单和采购记录表，核对项目包括日期、凭证号、品名、剂型、规格、单位、数量、批号、有效期、生产单位、供货单位等。

（3）进行到货药品开箱清点，清点到最小包装并核对票据与药品是否一致，不一致拒收。

3. 药品检查与验收

验收场所特殊管理药品应在专库内双人验收，随到随验。

（1）检查有效期，如果距有效期不到6个月的拒收。

（2）验收时需仔细检查药品运输储存包装上的封条有无损坏，包装上是否清晰注明品名、规格、生产厂商、生产批号、生产日期、有效期、批准文号、储藏包装规格及储运图示标志，对于特殊管理的药品还需检查其专有标识等标记。特殊管理的药品的包装、标签及说明书上均有规定的标识“麻”“精神药品”“毒”的警示说明，进口药品的包装、标签以中文注明药品通用名称、主要成分以及注册证号，并有中文说明书。

（3）抽样要求：麻醉药品、第一类精神药品、医疗用毒性药品，验收人员逐件查验到最小包装；第二类精神药品，验收人员按批号逐件开箱查验零散药品，必须验点至最小包装。仔细查看每一最小包装的标签、说明书时，特殊管理的药品的包装、标签及说明书上均应该有规定的标识和警示说明，蛋白同化制剂和肽类激素及含兴奋剂类成分的药品应标明“运动员慎用”警示标识。

（4）验收检查完毕后，验收人员将检查后的完好样品放回原包装，特殊药品验收封箱签，应双人签字并标注验收日期，贴于原包装箱封箱处，再用有验收标识的胶带进行封箱，“已验收”标识放置在该批药品明显处。

4. 验收签字并建立专用验收账册

（1）收货人员、验收人员在随货同行单、特殊管理药品验收单上签字。

（2）在专用验收账册详细记录各项内容。

（3）登录医药商品购销存管理系统核对并输入验收信息，扫描并上传药品追溯信息码。

5. 入库并离开库房

（1）根据特殊药品类别和理化性质等分类进行储存编码和储存位置分配。

（2）将药品放入指定位置并合理摆放。

特殊管理药品应在专库内双人上架。上架员1输入工号、密码登录RF手持终端，选择界面【上架确认】图标，扫描标有“已验收”标识的药品托盘条码，点击【确定】，RF手持终端界面弹出药品信息及推荐货位，上架员1仔细核对实物与RF手持终端上的药品信息品名、规格、数量、批号、生产厂家、批准文号、生产日期、有效期、储存属性等是否相符，并检查药品堆码是否规范合理、整齐牢固，无倒置。根据上架货品的【推荐货位】或自行选择空货位，将药品摆放到货位上，用RF扫描货位条码，将药品与货位相关联，点击【确认】，RF手持终端弹出上架员2登录界面，上架员2输入工号、密码登录，再次扫描标有“已验收”标识的药品托盘条码，仔细核对实物与RF手持终端上药品信息是否相符，点击【确定】，完成上架工作。

特殊管理药品应按批号分开存放，不同批号的药品不得混垛。垛间距不小于5 cm，与库房内墙、顶、温度调控设备及管道等设施间距不小于30 cm，与地面间距不小于10 cm。

（3）调节好储存的温度和湿度等储存条件。

（4）离开库房并落双锁，钥匙双人分别保管。

四、实训测评

按表 S－14－1 所列评分标准进行测评，并做好记录。

表 S－14－1　　实训评分标准

序号	考核内容	考核标准	配分	得分
1	着装	按要求着工装，规范整洁	5	
2	操作步骤的完整性	操作完整	10	
3	运输工具与运输状态检查	操作规范，结论正确	20	
4	药品清点和票据核对	清点正确，单据核对正确	20	
5	药品检查与验收	能正确检查特殊管理药品的外包装和标签等内容	20	
6	验收签字并建立专用验收账册	填写完整、规范，字迹清晰	10	
7	入库并离开库房	储存位置、条件正确，双锁执行规范	10	
8	清洁	工作结束，打扫整理实训场地	5	
合计			100	